Voyage au cœur du deuil

Éthique et pratique médicale
fondée par Richard Moreau
Collection dirigée par Roger Teyssou

La collection « Éthique et pratique médicale » est une tribune qui permet à tous les acteurs du monde de la santé, professionnels, enseignants, administrateurs, économistes et patients d'exposer leurs opinions, de décrire leur expérience et de proposer des solutions aux problèmes posés par une profession en pleine mutation, et ce en toute indépendance et en conformité avec la déontologie et les bonnes pratiques médicales.

Dernières parutions

Michel BOLLA, *Cancer et parcours de soins, L'odyssée du malade*, 2023.
Olivier NKULU KABAMBA, *La réflexivité dans la relation soignant-soigné. Un regard éthique sur l'empathie*, 2023.
Marc BAUDET, Catherine DAUGAREIL, *Comprendre pour mieux prévenir les maladies cardio-vasculaires. Mieux vaut prévenir que guérir*, 2023.
Padrig MAHE, *Vers un mieux-vivre en EHPAD, Guide pratique pour déployer une Offre d'Activités et d'Animations (OAA)*, 2023.
Jacques MORNAT, *Presque tout sur la médecine en France. Pour mieux comprendre le système de santé*, 2023.
Michel BOURIN, *Faire face au polyhandicap*, 2023.
Dr Pierre MESTOUDJIAN, *La méthode facile pour arrêter de fumer du jour au lendemain, Le nouvel antidote du tabac*, 2023.
Thibaut COUSSENS-BARRE, *La patrimonialisation des collections d'échantillons biologiques*, 2022.
Christian PIROLLI, *Passeur… Par maux et par mots de patients, la parole d'un médecin*, 2022.
Faouzia PERRIN, *L'État et la santé. Quelle finalité à la politique de santé ?*, 2022.
Michel PINGET et Arnaud BUBECK (dir.), *Regards croisés sur le diabète. La maladie chronique : une rupture dans le temps de la vie*, 2022.
Pierre-Luc L'HERMITE, *La preuve médicale au XXI*e *siècle*, 2022.

Jacques JAUME
Nathalie RIVIÈRE

VOYAGE AU CŒUR DU DEUIL

L'Harmattan

5-7, rue de l'École-Polytechnique ; 75005 Paris
http://www.editions-harmattan.fr
ISBN : 978-2-336-40567-4
EAN : 9782336405674

Avertissement :

Le Docteur Jacques JAUME et Nathalie RIVIÈRE dans ce livre ont choisi de faire s'exprimer Madame Desruisseaux et le Docteur L'Ange.

Bien que les personnages soient fictifs, le ressenti, le vécu et la technique thérapeutique s'appuient sur une réalité des ressentis et du vécu.

Toute ressemblance avec des personnes/des évènements réels ne peut être que fortuite.

Préface

Les auteurs ont souhaité relier un témoignage émouvant, vrai et sincère à l'observation et à l'accompagnement médicaux du deuil réalisés par un médecin. Le commentaire médical expliquant les problématiques du deuil observées tout au long du récit est une proposition originale de prise en charge de l'endeuillé dans le cadre des soins palliatifs. Pour cela, ils ont donné naissance à deux personnages : le docteur L'Ange et Madame Desruisseaux.

Les soins palliatifs s'intéressent à la famille du mourant, du défunt autant qu'à la fin de vie. Le docteur L'Ange vit la démarche du soin palliatif et de l'accompagnement en étant dans « le dire », mais aussi dans « le faire ». Il laisse la place au patient, en l'occurrence à l'endeuillé qui souffre de cette brûlure perpétuelle de la perte. Il laisse le souffrant s'expliquer pleinement.

Cette souffrance est décrite et retracée par Madame Desruisseaux. Le docteur L'Ange se lie à son « accompagnée » pour un travail à deux. Madame Desruisseaux relève le défi avec courage et volonté pour accomplir cette rencontre.

Nous avons souhaité que ce texte soit un document médical, technique, pédagogique, mais aussi poétique, humain, relationnel, de respect et de reconnaissance mutuelle.

Une période de vie vécue est racontée dans son ressenti, une relation médecin-malade ou malade-médecin — où l'un n'a pas le pouvoir et l'autre n'a pas à subir, mais où se crée une synergie positive de respect — est relatée. Le but étant pour un de faire confiance au thérapeute dans sa démarche de soins en suivant sa voie avec conviction et pour l'autre le respect de son patient afin qu'il « revive » et soit mieux.

Bien sûr, le technicien de l'accompagnement éclaire certains points pour nous faire ressentir le vécu plus profondément ou pour suggérer une voie thérapeutique nouvelle, mais toujours dans l'effacement du vécu sincère de Madame Desruisseaux, dans une sorte de pudeur respectant le sentiment de sa patiente.

Elle, la « souffrante », crée, réalise ce qui est souvent préconisé, mais rarement fait : être en avant, pouvoir s'exprimer pour se soigner, surtout pour faire partager, pour témoigner, pour donner. Dans une brume bienveillante de sacrifices, elle se déchire comme un pélican mystique pour ses enfants, pour nous tous. Nous serons sans doute un jour à sa place, dans un deuil lacérant nos entrailles et emmurant notre espace. Ne voulant plus vivre pour retrouver celui qui n'est plus dans ce monde.

Docteur Jacques JAUME

Historique

Je pousse la porte, un doigt suffit et elle s'ouvre doucement, sans bruit. C'est une porte qui ne met pas de verrou quand elle attend quelqu'un et, justement, chaque semaine et depuis des années, à cette heure-là, c'est moi qu'elle attend. Dans quelque état que je sois et quoique j'aie eu à vivre et à supporter, cette porte s'ouvre d'elle-même. Elle sait que j'ai rendez-vous. La plaque médicale, elle, précise les choses. C'est là l'annonce au patient, à ceux qui ont mal quelque part et souvent partout. J'en fais partie, à ma manière. La plaque dit : « Docteur L'Ange, Évaluation et traitement de la douleur ». Ceux qui entrent, gardez votre espérance. Vous êtes en algologie.

L'algologie est l'évaluation et le traitement de la douleur. Son intérêt est surtout la prise en charge de la douleur chronique qui dure plus de trois mois. Les douleurs invalidantes nécessitent une approche psycho-somato-sociale. Les douleurs en soins palliatifs font intervenir aussi la composante spirituelle du patient.

De marche en marche, dans l'escalier intérieur de cette maison discrète du centre-ville, je monte et m'accroche à la rampe, car l'équilibre me fait défaut, l'usure de ma vie me taraude et je chavire volontiers. La salle d'attente où je m'installe affiche, dès l'entrée, des fleurs, des plantes guérisseuses sur crépi blanc, les tomettes rouges du sol reluisent grâce à une fée du logis et les chaises paillées, les armoires anciennes évoquent le couvent. Quelle paix, on imagine un cloître tout à côté ! Ici pas de secrétaire d'inquisition à qui rendre des comptes, pas de machine, d'écran, de sonnerie, c'est le silence avec soi-même. En ce lieu monacal, j'apporte ma hotte de soucis et la fatigue accumulée me sort de la peau. Je reviens une fois de plus de la maison de retraite, loin derrière les Ponts, où ma mère, ce grand vieillard nonagénaire, se dévore de devoir bientôt mourir et de vivre encore. Devenue, par la force des choses, son aînée et seule responsable de sa fin de vie, je n'ai pas de relais, car ma sœur vit à Oslo et y reste. Mes enfants, eux, ont leur métier et leurs problèmes. Enfin, il y a ce deuil, dix ans bientôt, de mon compagnon de vie qui a emporté la moitié de moi-même. Et c'est justement avec la moitié qui me reste qu'il s'agit de revivre dans une seconde peau. J'ai besoin d'aide et c'est pour ça que je suis là. Ma plainte monte en moi avec des larmes. Je pense à Job sur son lit d'épreuves. C'est un frère.

Le docteur L'Ange, enrôlé en algologie, comme l'annonce la plaque en bas des marches, s'en tient à un style bien particulier, adepte d'une médecine sans intermédiaires, comme sans tiroirs, sondant les reins et les cœurs, s'immergeant pour cela et sans scaphandre dans les eaux amères de la douleur, se souciant de partout où elle se loge, en surface ou en profondeur. Il tâche à chaque fois de s'imprégner telle une éponge de la plainte de son patient et quasiment de se mettre à sa place. Une relation intime ainsi établie est maintenue dans un échange dans lequel il se livre sans rien ménager de lui-même. Ce médecin peu ordinaire se fait accompagnant là justement où ça fait mal, où se nouent les choses et où s'élève pour celui qui sait l'écouter la plainte de chaque patient. Selon les cas, sexologue, sophrologue, psychologue, pédagogue, philosophe, mystique, juriste, homéopathe, penché sur les vertus des plantes et des parfums comme sur les Évangiles apocryphes, curieux de tout, encyclopédique, il fait de toute approche son miel et sa farine. Et c'est la personne à soigner qu'il suit ainsi à la trace, passionnément et à sa manière, usant de sa propre alchimie, gardant secrètes ses méthodes et s'y investissant tout entier. À ce régime on joue le jeu ou on se retire. Pour ma part, je m'y suis livrée sans condition ni réticence, ne dérobant rien de mes plaies ouvertes, pleurant devant lui quand le trop-plein déborde, m'échauffant dans des discussions où on se rejoint à terme d'un versant différent, confiant mes soucis à son écoute, riant aussi, ça arrive, bénissant Dieu de l'avoir mis sur ma route, voulant passionnément l'aider en retour et dans une faible mesure, m'efforçant d'être vraie dans nos entretiens, de l'écouter comme il m'écoute. Le voilà. J'ai rendez-vous une fois de plus.

Madame Desruisseaux est là dans un besoin. Le rituel du cheminement vers le lieu de la consultation est fondamental. Le patient en cheminant vers le cabinet du praticien se reformule, se reverbalise à lui-même sa demande. Il élabore un plan de doléances qu'il va livrer au médecin. Ces patients et leur malheur ont besoin d'un espace de vérité, de leur vérité où leur plainte peut être exprimée, criée. Au praticien de la récupérer.

Et je me souviens. Ce 23 février, il y a déjà si longtemps, je venais consulter le docteur L'Ange pour la première fois. Car il me faut désormais un médecin pour s'occuper de ma santé, jusque-là solide et sans histoire. J'ai eu, quarante ans durant, un médecin à domicile. Jean Desruisseaux, dans la vie conjugale, a été toute ma médecine. Dès l'entrée, le cabinet du docteur L'Ange m'a rappelé celui de Jean par son décor, son contenu et son atmosphère. J'y retrouvais la patine du passé et non la froideur nue des officines actuelles, suréquipées et anonymes. Il y avait là un lieu médical et culturel à la fois se souciant de la personne humaine dans toutes ses dimensions. Et, sous la lampe et sans la moindre machine, derrière son bureau, quelqu'un pour vous écouter.

J'étais alors en pleine révolution. Après un temps d'approches diverses, je venais de passer d'un copain veuf, platonique, mais empressé, à un amoureux. Un veuf m'était tombé du ciel, un certain Simon, que je connaissais depuis des années. À me retrouver dans le même état et à l'entendre, grâce à mes charmes, il s'était épris de moi sans tarder, sentant passer entre nous des ondes. Le deuil nous rend si malheureux que cette rencontre, nous l'avions saisie comme la dernière chance d'un duo de bonne compagnie. Il ne s'agissait pas là d'un couple, mais d'une honnête consolation cassant la solitude de chacun, sans entamer en rien notre deuil. Simon et moi, nous nous sommes fréquentés, visités, attablés dans les restaurants du quartier, se racontant nos vies et circulant bras dessus, bras dessous. Chacun chez soi en semaine et ensemble chez lui le week-end, la vie reprenait quelque douceur. Simon, avec sa bonhomie souriante, était un agréable compagnon et, de mon côté, je n'avais pas mauvais caractère. On a même voyagé et notre duo tournait rond. Il se reposait volontiers aux terrasses de café, lisant « Le Monde », et moi, je courais sous les arcades de villes inconnues. Pas la moindre dispute entre nous, mais plutôt la reconnaissance éprouvée à être moins malheureux ensemble. Cela n'a pas duré. La santé de Simon a flanché d'un coup. Amoindri, diminué, il s'est retiré. Désormais sur orbites différentes, nous ne tournons plus dans la même galaxie. J'avais cru refaire un bout de vie avec lui et je me retrouvais encore plus seule qu'avant avec les souvenirs cassés d'une brève rencontre. Ce duo de veufs, vécu comme un rêve, se terminait en rupture, cette échappatoire au malheur se révélait une impasse, idylle de consolation échouée dans une chausse-trappe. Chacun retournant à son passé et à ses proches, la parenthèse se refermait. Il avait choisi le cloître sans plus jouer les prolongations. Je restais, pour ma part, dehors et dans le monde et à moi seule de m'en arranger.

Madame Desruisseaux vit une ambivalence teintée de culpabilité. Toujours et pour longtemps, pour ne pas dire éternellement en deuil, elle espère et vit un nouvel affectif. Un projet de vie, peut-être à court terme, peut se décider. Tout en ayant cet espoir rehaussé de joie, elle vit toujours l'absence de l'autre, « son autre ». Cela peut créer une culpabilité et un malaise rendant plus difficile la relation à l'autre. L'autre et son regard, comment les autres et notamment les proches vivent-ils cette situation ? Ce regard, cette impression d'être « toisé » dans ses actions et ses engagements peut être une source de fortes difficultés qui enrichit, si l'on peut dire, l'ambiguïté de la nouvelle relation.

D'autre part, installée en ville depuis l'été précédent et après avoir vendu la propriété suite à la mort de Jean, j'avais renoué avec la religion. Longtemps, nous avions, Jean et moi, abandonné toute pratique de notre catholicisme d'origine par allergie à l'Institution, à ses pesanteurs décalées de la modernité, à son clergé sans femmes. Restée seule et, pour ma part, demeurant chrétienne, j'ai adopté l'Église de la réforme et de la parole, sans clercs ni intermédiaires. Je revenais de loin, d'un combat sans merci ni trêve qui m'avait tenue mobilisée plus d'une année en première ligne depuis ce jour de septembre à mon retour de chez mes parents, Jean mort seul sur le terrain de notre propriété des collines. C'était là un choc dont on ne revient pas, on y perd la moitié de soi-même, fendue à la hache et la planète en miettes. Dans un état second et sur les lieux du drame, j'avais dû faire face et me forger autonome, ayant tout à apprendre, m'enrageant à tenir debout, démunie et solitaire, après quarante ans de vie commune et l'histoire d'un couple fusionnel. Le docteur L'Ange, lors de ce premier entretien, a pris note de mes coordonnées, m'a trouvée dans une forme étonnante malgré tout et m'a reconnue, à m'écouter, une « nature exceptionnelle ». Ce sont ses propres termes ! Mais, il a compris, dès l'abord, ce deuil infini et absolu qu'était ma douleur.

Madame Desruisseaux est dans un état de deuil. Sa demande est de prendre en compte son chagrin, son manque. Elle vient de passer presque un an dans un deuil atroce où en plus de perdre son mari, comme elle le dit, membre d'un couple fusionnel, elle doit s'autonomiser, se recréer un capital de vie, un équilibre de vie avec ses repères. Cette situation, en plus de l'accablement du deuil, l'oblige à puiser dans le reste d'énergie, créant un syndrome d'épuisement, de dépression au sens météorologique du terme, un manque de pression qui est extrêmement difficile à vivre. Sa rencontre la distrait et lui fait renouer avec le sentimental, mais insuffisamment d'après ses dires. Elle a besoin d'aide, elle a besoin qu'on l'accompagne.

Dès lors, entre mon accompagnant et moi, les choses vont prendre tournure comme une mayonnaise à mesure que je lui en apporte les ingrédients. À chaque coup reçu, je viens m'écrouler dans son cabinet. La mort et la fin de vie décidément me collent à la peau et ne me lâchent pas.

Depuis des mois, Belle, ma chienne, vieillit mal, le foie ne fait plus son travail, elle se vide d'une lésion intestinale. D'une diarrhée à une autre, j'éponge mes pavés, racle le tapis, cours dans les rues du quartier à toute heure de la nuit et du jour pour qu'elle se soulage. Et plus question de ramasser comme avant quoi que ce soit de ses déjections. Par en haut, par en bas, c'est le déluge, et rien ne l'arrête, ni les piqûres, ni les remèdes, ni les régimes et les rémissions ne durent pas. Dans cette alarme continuelle, je m'acharne, je partage ses débâcles, mes proches s'inquiètent pour ma santé, mais je tiens tant qu'elle tient. Un six mars, j'ai dû la faire piquer. Elle maigrissait. Après une dernière étreinte, j'ai fui, couru les rues, hors de moi-même. À la fin, elle a tendu sa patte au vétérinaire. Les bêtes font moins d'histoire pour mourir que les humains ! Je l'aimais, on s'aimait. Je lui parlais en un dialecte connu d'elle seule et que j'avais inventé à son usage. Elle comprenait, se retournait pour m'embrasser. Dans l'ascenseur, je la serrais contre moi, en ville, aux Forains, nous allions, emmêlées. Elle savait quand j'étais triste, venait me lécher, avait accompagné mon deuil. Reculant avec moi de pièce en pièce et jusqu'au départ de notre mazet des garrigues, là où elle avait grandi, elle m'avait suivie là où j'allais, réduite aux trottoirs et aux jardins publics. Dix ans à peine et c'est déjà sa fin de vie. Grâce à elle, j'ai connu le règne animal. Elle n'aura plus peur de l'orage !

En plus de ces malheurs de relation et de perte humaine, Madame Desruisseaux a gardé la chienne de son mari en héritage d'affection. La chienne Belle avait accompagné son maître dans la mort. Les anciens évoquent les chiens comme psychopompes, c'est-à-dire qu'ils accompagnent dans le passage les défunts. Anubis, dieu de la mort à la tête de chien en est un exemple dans la religion égyptienne ancienne. Belle était là quand son maître est mort, la présence de Jean et de sa mort était en elle. Madame Desruisseaux l'avait aimée pour cela aussi après la perte de son mari. Belle a accompagné en chienne fidèle le deuil immédiat. Comme si Jean avait prévu, il a laissé à sa femme sa chienne. Après avoir accompagné son maître, Belle a accompagné sa maîtresse, symbolisant le lien entre eux. La perception de Belle a adouci par son affection et sa présence le chagrin. Mais les chiens meurent eux aussi. La maladie l'empêchait d'être, l'expérience d'euthanasie de

Belle est extraordinaire et nous montre l'inadmissible de l'acte et la souffrance de Madame Desruisseaux « obligée d'en arriver là ». « J'ai fui, couru les rues, hors de moi-même. » Elle est hors d'elle-même, folle de souffrance. Rien d'autre à dire pour repousser l'euthanasie et comprendre l'accompagnement. Ce deuil animal supplémentaire et l'incompréhension de la séparation causée par la maladie canine rajoutent à sa souffrance.

C'est un vrai deuil de perdre un animal. Nous n'insistons pas assez sur la véritable relation d'amour entre l'homme et « ses » animaux ou entre les animaux et « leurs » hommes. Madame Desruisseaux, par la perte de Belle, perd son amie fidèle, une présence faite que de tendresse. C'est un vrai deuil. C'est un deuil surajouté qui la plonge dans la perte de son mari, amplifiant encore plus sa peine et la rémission de ses souvenirs. De plus, la présence de l'animal va lui manquer, augmentant le désagréable du quotidien.

Deux jours après, je suis chez le docteur L'Ange et me mets aussitôt à pleurer. « Ça vous rappelle votre mari... », diagnostique-t-il sans peine, car, dès le début, il a pris la mesure de ma plainte. Il me tend la main et un mouchoir en papier. Et il est juste qu'avec la mort de Belle, Jean meurt pour moi une seconde fois. Mon docteur tout neuf et pas ordinaire, soucieux de toute douleur, s'est fait alors le soignant palliatif de mes deuils et mon accompagnant.

C'est la perte et la solitude, c'est une caractéristique de celui qui perd. « Un seul être vous manque et tout est dépeuplé ! ». L'intimité de l'autre, l'intimité avec l'autre et l'espace de vie sont supérieurs à ce que l'on peut envisager seul. Dans le deuil du proche, l'espace de vie se raccourcit à notre propre existence sans possibilité d'extension. C'est une mort de soi aussi. La recherche d'une autre relation est importante, d'un autre espace d'existence.

Enfin, j'ai dû m'occuper de mes parents, sombrant, nonagénaires, dans le grand âge, et les installer à Saint-Vincent dans une maison de retraite où je les assisterai à tous les niveaux. Ce rapatriement parental sur mon propre terrain m'a mobilisée et m'a coûté la liberté.

C'est un nouveau deuil en préparation qui s'ajoute. L'âge de Madame Desruisseaux ne peut que l'exposer à une perte plus rapide de sa nouvelle relation qu'elle vient de créer avec Simon. Cette situation de fait accentue son désarroi. Une impression d'accélération du temps se dessine. Il y a prise de conscience de son propre âge et d'une vieillesse commençante, c'est un vécu de pré-mort.

Madame Desruisseaux ne peut pas contenir sa peine, elle a le « cœur gros », trop gros. Le cœur rempli de ce vide de la perte. Elle se trouve dans une situation de deuil, de perte de son mari et de sa compagnie animale qui était aussi un lien avec ce dernier. Elle prévoit un changement dans sa relation actuelle, donc une perte future. Tout cela est teinté du regard des autres. Son envie de vivre, si forte, est mise à mal et diminuée. N'en pouvant plus, elle a besoin de nouveaux appuis dans la compréhension de son chagrin et de sa souffrance. Elle a besoin de le dire à un tiers. Cet appui freine l'écoulement de sa perte d'envie de vie. Par une nouvelle relation à l'autre, dans son intimité, elle peut avoir le pressentiment d'un ailleurs de vie que l'on appelle l'espoir. C'est là que se place la relation d'aide où l'accompagnant doit avoir, dans un premier temps, une écoute bienveillante, doit proposer la création d'une relation forte sur laquelle le malheureux pourra s'appuyer.

Le docteur L'Ange a alors joué pour moi un rôle de premier plan. « Aidez-moi… j'ai besoin de parler… » lui ai-je crié, préférant son écoute à toute autre méthode. Depuis, nos entretiens se sont répétés de semaine en semaine, dans l'urgence.

Mon accompagnant a fait le bilan : « Avec un mort derrière vous, votre mari, et trois devant, celles de vos parents et de Simon, vous êtes dans une logique de mort et je vous y accompagnerai. C'est, Madame, du palliatif et c'est médical. »

Le temps va passer et mes parents se défaire lentement, ne comptant que sur moi, exilés qu'ils sont de leur passé. Défilent à mesure démarches, papiers, impôts, finances, courses, linge à laver, dentiste, repas de Noël, taxis, anniversaires, plantes à arroser, boutons à recoudre, repas avec eux plusieurs fois par semaine, bridges vaille que vaille, heures de présence, livres de prêt et ces trajets innombrables où s'user les pieds et la carcasse. Je les tiens à bout de bras, déracinés de chez eux et de leurs habitudes, la soupe de Saint-Vincent n'est jamais assez chaude, les pensionnaires sont sourds, moribonds, et n'ont pas lu Proust ni Péguy. Je les fais vivre, comme m'écrit mon père, eux qui m'ont donné la vie. Je les avais quittés pour quelqu'un qui est mort et eux, mes parents, tenus tout ce temps, à distance, me sont restés à charge, me récupérant après m'avoir perdue.

Le quotidien épuise, mais il faut vivre. Les décisions teintées de sentiment affectif profond, le sentiment de devoir obligent de maintenir un « jour après jour » de qualité. L'état de fatigue et de mal-être de l'affect est accru par l'usure des obligations journalières et pratiques. C'est un épuisement redoutable exagérant le mauvais ressenti. C'est une solitude insoutenable. La personne la vit comme un éclatement d'elle-même. Il faut la recentrer dans un vécu propre pour qu'elle se développe à nouveau.

Puis mon père est mort, à quatre-vingt-dix-huit ans, au bout d'une longue vie qu'il avouait heureuse, pleine à ras bord de ses tableaux d'amateur, où s'affichait partout chez lui cette femme altière et adorée. Autodidacte de charme, il vibrait aux belles choses, les adoptant sans peine, Fauré, Ravel, Proust et les Impressionnistes. Employé de soierie en semaine, dansant follement le charleston dans sa jeunesse, les samedis soir, ou familier du « poulailler » sous les combles de l'Opéra, ne ratant rien de « Werther » ou de la « Tosca », faute du dernier tramway, il remontait à pied et fredonnant dans sa banlieue de la Demi-Lune. Ce papa mélomane nous a appris, à ma sœur et à moi, le dessin, le tango, et comment accrocher la lumière sur la peau des pommes, voir les choses et les recréer, réciter du Péguy, « Ô ma Meuse endormeuse », telle une cantate, enfin faire des bulles d'effervescence dans la coupe de la vie. Il a attendu sa dernière année pour être malade et se soucier de sa prostate. De l'urologue à l'hôpital et à la clinique, je l'ai traîné, porté, et il me suivait parce que c'était moi, préoccupé de sa femme et la trouvant plus belle à chaque retour. Abandonné dans mes mains comme un enfant, charmeur encore avec les infirmières, il allait à petits pas vers son terme et sans faire d'histoire. Dans son dernier coma, je lui tenais la main, et il m'a embrassée au passage, râlant, au bord du grand départ, mais lyrique toujours. Je l'aimais. « Tu as toujours été là… » me confiait-il un jour. À chaque printemps de ce Saint-Vincent où je les avais rapatriés pour leur fin de vie, je lui apportais du lilas dont il raffolait. Et je l'entends encore fredonner sa mélodie préférée de Chausson, « … le temps des lilas et le temps des roses est passé ».

On ressent là toute la mélancolie et l'amour filial lors d'un deuil. Un pastel de sentiments passe là et peut se combiner pour que l'arc-en-ciel des émotions couvre la totalité de l'affectif, le ressenti tout au long de la vie de l'enfant perdant un parent. Remonter à « puis mon père est mort, à quatre-vingt-dix-huit ans... » et ressentir par l'âge avancé la logique de la chose qui s'abat sur l'enfant. Elle perd normalement son père, il a fait sa vie, mais une peine profonde parvient aux reflets de nos yeux s'imbibant de nos larmes, notre poitrine devient plus râpeuse. De la mélancolie, du chagrin nous englobent. C'est l'inéluctable perte de nos proches. Malgré leur absence, l'amour continue, n'ayant plus de miroir pour rebondir. Ce manque de but vient frapper notre cœur comme un boomerang d'orties.

Je suis restée seule avec ma mère et voilà plus de deux ans que cela dure. Elle et moi n'avons jamais été intimes et j'ai sa fin de vie sur les bras. J'ai là une tâche bien lourde que je fais par devoir et respect, car c'est ma mère, par estime aussi, mais sans la flamme du sentiment.

On ressent bien le poids de l'obligation s'appuyant sur l'épuisement. Ce n'est pas pour rien qu'un des travaux d'Hercule était de remplir le tonneau des Danaïdes. Le grand vieillard donne aux proches cette impression de ne pouvoir arriver à remplir les repères de l'espace demandé.

Je n'ai pas l'habitude de me laisser aller à son contact. Elle, la muse altière qu'a peinte mon père sa vie durant. Le cœur ne se force pas à ce point. J'ai fait ma vie sans elle. Eh bien, par une ironie du sort, et après tant d'années, je la retrouve et vais m'occuper d'elle, devenir sa tutrice et son seul soutien. Ont défilé alors la succession, le notaire, ma sœur de passage et envolée à Oslo, les papiers, les démarches pour son nouveau statut de veuve, sa pension de réversion, l'appartement en viager et mon assistance à tous les niveaux. Elle se sent cependant spoliée et répète : « Je n'ai rien ». Des chutes renouvelées me la font hospitaliser et elle deviendra par la suite dépendante, du lit à barreaux au fauteuil roulant. Ma mère se raidit dans son quant-à-soi et ses certitudes. On ne touche pas à sa cataracte, mais elle se plaint de ne plus lire, elle n'aura bientôt plus de dents, le dentiste est un incapable. Les soignantes de Saint-Vincent la descendraient bien en ascenseur aux repas du rez-de-chaussée, elle refuse par peur de ratés, d'abandon, de retard. Moi seule peux m'en charger ! L'argent l'obsède et l'euro finira de la ruiner, l'heure lui sert de repère, elle la lit mal et répète « On met des heures ! ». Les journées sont trop longues. Pas de voisines de chambre avec qui copiner, d'un fauteuil roulant à l'autre, ce serait, à son avis, sans intérêt et d'ailleurs, elle ne les entend pas. Les pensionnaires, ici, ne sont pas de son milieu, elle le sait depuis le début. Enfin, elle ne veut plus de cette vie de dépendance où rien ne reste de sa beauté enfouie, de ses racines, de sa superbe d'antan. Pourtant, elle craint la mort et lui résiste. Des cauchemars du jugement dernier la secouent, on lui a trop parlé du péché. Enfin, à ce régime amer d'état de manque et d'anxiété continuelle, elle survit, à quatre-vingt-quinze ans passés, toujours fière, le front haut, le profil élégant. Et je la soutiens encore et vaille que vaille au-dessus des eaux noires du dernier abandon. Ainsi défilent, en accéléré, les services que je lui dois, je lave son linge, lui apporte sucre et biscuits, savon et crèmes, des robes pour ses anniversaires, le courrier de la banque, remplis les feuilles de maladie, téléphone à sa place, lui fais la lecture, lève ou baisse les stores, charrie les bouteilles d'eau, remplis les verres, m'attable avec elle, émiette sa nourriture, lui amène un confesseur et la conduit à la messe en fauteuil roulant à sa demande. Mais rien ne va jamais et elle a besoin de me le crier dès mon arrivée... : « Une telle m'a fait ça, on met des heures à s'occuper d'elle, cette nuit, elle a appelé, se croyant le matin et surtout, on n'est pas considéré ! ». Confusion mentale et usure font leur chemin, ses jambes enflent, sa peau, un parchemin, saigne à tout propos, elle a mal partout, l'immobilité l'ankylose, ses mains tremblent, sa maigreur la taraude, ses cheveux pendent en mèches, car elle refuse la coiffeuse qui l'a négligée, la bouche édentée affiche le rictus permanent de sa désapprobation. Pourtant, le cœur tient bon et, noire vigie en alerte, elle se maintient en vie, tenaillée de la peur de mourir.

C'est une admirable vision du soin palliatif, de l'accompagnement en gériatrie.

Voilà, Docteur L'Ange, où j'en suis avec ma mère, et j'aurais encore beaucoup à vous dire sur son pessimisme radical et ses nostalgies profondes, se posant en victime au lieu de la déesse qu'elle a été aux yeux de son mari. De ce qui fut heureux, même en vase clos, coule une bile amère que rien ne peut éponger. Malgré tout, je suis là et auprès d'elle. Au moment où je rédige ce dossier médical qui me concerne et où vous m'accompagnez, je mesure ce que je supporte et reconnais la justesse de vos propos. « Vous êtes, me disiez-vous, dans une logique de mort. » Et en effet, de deuil en pré-deuil, la série noire n'a pas cessé. Simon s'est cloîtré, Belle est morte et mon père, nous a quittés, ma sœur, handicapée, survit, mes enfants ont leur métier et sont occupés. Je n'ai pas de relais pour souffler, seule et responsable de la fin de vie de ma mère. À ce régime de surcharge accumulée, à force, je fatigue, je m'épuise et la saturation est là, à ras bord. Ma proverbiale santé a tiré la sonnette d'alarme et, depuis quelque temps, je me suis mise à chavirer comme un bateau ivre. C'est le tangage et le roulis dès que je me déplace et change de position. Ma stabilité s'est perdue quelque part. Les examens ont montré une absence de tumeur, tant mieux, mais des cervicales en bouillie et un dos en piteux état. Usure des vertèbres avec l'âge qui vient, arthrose lancinante déformant mains et pieds, certes, fatigue subie et stress de ma vie peut-être, de quoi me faire perdre pied au niveau des trottoirs.

Description importante de la propre douleur et de la propre souffrance, de celui qui accompagne, Madame Desruisseaux accompagne, s'épuise et souffre. En tenir compte est important, recentrer sur la souffrance « primum ». C'est le deuil de son mari qui a engendré cette cruelle solitude qui est la clef de voûte de son désarroi. C'est ce deuil, ce malheur qu'il faut traiter, son malheur ne peut prévoir une guérison, mais une plus grande paix.

Mon accompagnant vigilant est en souci, écoute et remèdes à l'appui, il me branche alors sur ce bilan et me répète : « Vous êtes là pour être mieux, pour être vraie… ». Et cette vérité qu'il réclame, essentielle à sonder, à reconnaître pour la soigner dans cette médecine palliative qui est en jeu, c'est à l'entendre, la mort de mon mari. Nous y voilà, plus de recul possible. J'ai déjà écrit et réécrit à ce propos, mais ce dossier est autre chose, il formule, met en forme, évalue ce qui m'est arrivé et ce que nous en faisons, le docteur L'Ange et moi. Au risque de m'arracher le cœur, je vais lui en parler.

Il me suffit le soir, dans mon lit, de tourner la tête, de la lever à gauche, du côté du mur où s'encadre, sous verre, le profil de Jean dessiné il y a quelques années par mon père, pour que tout bascule, recule, s'efface d'un seul coup, tant je mesure à mes yeux son importance. C'est cela aimer, je suppose. Ce dessin à la fois m'arrache le cœur et me ressource à l'essentiel de ma vie.

Il y aura bientôt dix ans qu'à mon retour de chez mes parents, ce jour de septembre, j'ai trouvé Jean mort au terrain du haut de notre mazet des collines. La porte de la maison ouverte, Belle m'avait sauté dessus, mais lui n'y était pas. Posant ma valise, je suis ressortie le chercher sur notre hectare, le supposant en train de jardiner. Sans appréhension, je savourais mon retour et la douce lumière d'un après-midi d'automne. Puis je l'ai vu devant moi, affaissé dans un fauteuil de jardin, ses outils sur le sol avec les branches tombées du récent orage. Tête inclinée, la mèche ballante, la lèvre inférieure mordue dans un dernier spasme, il était mort, qui sait, depuis le matin peut-être. La veille, je l'avais eu au téléphone, soucieux des dégâts causés aux grands pins. Cette vision, dans sa brutalité, est restée en moi, gravée au couteau. Je vis avec, je suis clouée dessus. La mort m'était là révélée dans celui qui comptait pour moi le plus au monde, après quarante ans de conjugalité. Je perdais avec lui la norme des choses, le droit fil d'un couple uni, le port d'ancrage, le partage du meilleur et du pire. Et qu'importe si les problèmes de santé de Jean avaient rendu les dernières années difficiles, sa retraite anticipée handicapée, ses humeurs parfois sombres, sa déprime latente. Pas à pas, on y avait remédié ensemble avec Belle à nos côtés. Ces derniers temps, il me préparait ouvertement à me passer de lui, car, à l'entendre, il en avait fini de l'existence et de ses assauts. Je restais sourde à ses propos, mais l'écoutais pour lui faire plaisir quand il m'apprenait à user de la tondeuse à gazon ou de la vidéo. « Je serais heureux de mourir d'un coup... » répétait-il à tout propos. Anxieux à l'idée de perdre son autonomie par quelque attaque cérébrale ou cardiaque et d'être livré aux soins d'autrui, il me prévenait. « Pas de SAMU, tu n'appelles personne. Je veux mourir chez moi. » Déjà, il jouait moins du piano, délaissait l'orgue et attendait la fin.

J'entends encore les pas des porteurs du sac à glissière où on avait mis Jean, pour le descendre à la maison. Ce sac ballottait à mesure dans la blonde lumière de l'après-midi, chargé de l'homme de ma vie et de la moitié de moi-même. Ces pas claquants sur les dalles de calcaire sonnaient le glas de notre histoire et quelque part en moi, ils résonnent toujours. Le ventre tordu, la gorge sèche, j'étais sous le choc. Il a fallu bouger, agir, téléphoner aux proches, mes enfants arrivaient le lendemain, sortir des draps de l'armoire, des vêtements propres. À l'étage, les professionnels funèbres s'affairaient. J'ai retrouvé Jean dans notre lit, les mains jointes, la lèvre inférieure encore marquée du dernier spasme, mais au repos enfin, paisible après la bataille. J'ai tiré les rideaux de jute de la loggia sur ce paysage qu'il aimait et avait façonné de ses mains, en architecte, j'ai allumé une lampe pour le veiller et, après une ultime caresse sur le front, je lui ai fermé les yeux. Cette nuit-là, je l'ai passée à son côté, étendue sur le sol, au-delà des larmes, son piano se taisait, lui aussi, couvercle rabattu. Jean n'aurait plus à supporter les mauvaises notes de la vie. La musique, là-haut, pour ses oreilles exigeantes, je l'espérais du moins, serait sans dissonance. Le lendemain, il a fallu faire le nécessaire, l'œil sec, l'être absent, décider des obsèques, accueillir la famille, les amis, étreindre ses enfants. Ce gisant à l'étage était encore avec nous et moi avec lui. Puis, à la levée de corps, sur la terrasse de ce mazet qui fut son haut lieu, je l'ai regardé une dernière fois avant qu'on visse le couvercle. Enfin, j'ai exécuté ses volontés écrites ni messe, ni goupillon, ni fleurs, ni couronnes, seulement une prière pour ceux qui y croient. Jean avait quitté toutes les églises et n'espérait plus qu'en un point oméga à l'horizon. Il a été incinéré, selon son vœu, et ses cendres répandues, poignée par poignée, par mes enfants et par moi, au mazet, sur cette terre d'élection. Auparavant, je l'avais accompagné jusqu'au bout et j'étais là quand son cercueil a glissé dans les flammes.

Tout est consommé.

Tout est là. Dans cette vision de vérité qui nous gifle comme une peinture de Goya. Le désespoir et l'incompréhension de la mort, sa brutalité qui chavire une vie, le désert qui envahit l'existence. La description de cette mort et de sa cruauté oblige l'accompagnant à ne pas laisser seul le souffrant dans son isolation. Seule la vraie présence dans la vérité de ce que subit le restant est un secours efficace.

Métaphysique

« Quand on a tout perdu, il reste Dieu », m'avez-vous dit un jour, Docteur L'Ange, avec ce don que vous avez de trancher dans le vif, de débrider les plaies de vos patients. Votre passion à les soigner vous les fait rejoindre au cœur d'eux-mêmes, les atteignant d'autant plus que vous y allez sans armure. Ce deuil, qui est ma douleur, ces fins de vie à assurer, cette logique de mort, marquant mon destin du sceau de la condition humaine, vous les avez sondés puis tirés vers le haut. Et justement, ça tombait bien, je venais de le faire, de mon côté, car la mort de vos proches vous pousse à ce qui ne passe pas. Le vide vécu est si profond qu'il appelle pour le remplir un infini. Mais qui se soucie des veuves, en plus chargées de famille, on les plaint et on les fuit, le malheur incommode, il cache la lumière du jour. « Moi, je suis là... », m'avez-vous lancé comme on jette une bouée. Et vous m'accompagnez dans cette mer noire où il me faut nager. Je vais vous raconter.

Restée seule, éclatée, amputée de l'essentiel, j'ai retrouvé Dieu au fond de mon cœur. En touchant le fond, j'ai rebondi avec lui qui m'attendait. Et dans ses bras, j'ai refait surface. Toutes ces années, je ne l'avais pas tant oublié que tenu en réserve, à distance. Me voilà désormais avec ce goût de Dieu dans la bouche. Que vais-je en faire ? La foi ne se vit pas en solitaire et je ne l'ai pas perdue faute de pratique. La foi se chante à plusieurs voix, il lui faut du pain et du vin à se partager. Je ne retournerai pas à mon église d'origine, Jean et moi nous en sommes trop éloignés et mes allergies demeurent. L'Institution romaine a raté sa réforme, allant trop loin pour les uns et pas assez loin pour les autres. Certes, le concile Vatican II avait ouvert des portes, les Juifs n'étaient plus maudits, l'enfer reculait et les hérétiques s'appelaient autrement. Mais Rome gardait seule la vérité entière, sa hiérarchie autoritaire et des fidèles sous tutelle. Pour ravaler sa façade séculaire et rattraper les prolétaires perdus, l'Église catholique s'est donné un nouveau style : autels face au peuple, latin passé aux oubliettes, plus de soutanes et des prêches plus actualisés que théologiques, car donner dans le social économise d'autant la refonte de l'Institution. Du coup, à ce régime de chaud et froid, les prêtres en jeans délavés, toujours célibataires, sans protection vestimentaire, s'arrangeraient du contexte en épousant le siècle sans toutefois le consommer. Rome s'en lavait les mains. Ainsi exposés, beaucoup partiront et les vocations se feront rares, fuyant sous les interdits du Vatican, pas plus de prêtres mariés que de femmes ordonnées. Ève resterait sacristine. Les Apôtres étant masculins selon le profil de l'époque, on resterait entre hommes, le clergé l'avait échappé belle ! L'encyclique « Humanae vitae » de Paul VI condamnant la pilule contraceptive a soulevé un tollé et fait déborder la coupe. Notre premier enfant, aux temps héroïques de l'internat de Jean, était né sans tarder et selon les normes bien pensantes de la méthode Ogino assistée de la courbe thermique. On allait désormais se passer des encycliques et je me ferai poser immédiatement un des premiers stérilets. Nous avions, pourtant, dès le début, pris notre religion très au sérieux avec messe du matin en semaine, retraite à deux avant le mariage, bénédiction de notre logement, spiritualité conjugale et j'en passe. Catéchiste des enfants du quartier, secrétaire sept ans d'équipes bibliques à domicile, interrompue par les changes et biberons de notre cadet, j'avais lu la Bible du premier au dernier mot comme on s'enrôle dans les légions de la foi. De son côté, Jean avait visité son évêque et pensé même écrire au pape, c'est dire notre candeur ! Mobilisés avec des fidèles qui perdaient pied, notre réformisme criait en nous pour sauver notre Église de la sclérose et d'une Institution archaïque, autoritaire, braquée sur le sexe et misogyne au possible. Jean est alors passé par-dessus bord de la barque de Pierre, les religions, la sienne comprise, n'étant qu'imposture et manipulation. À vingt ans, il avait voulu se faire moine avant de choisir la médecine. Dieu, s'il existait, se rejoindrait, qui sait, au point oméga. Militant laïque d'un humanisme éclairé, il a fondé dans sa ville une École des parents qui fonctionne encore et pratiqué en pionnier sa médecine de la personne.

Pour ma part, j'ai gardé la foi chrétienne et si je ne retourne pas à mon église d'origine, je vais aller à une église d'adoption et me faire protestante. C'est une idée qui remonte loin… « Tu l'es déjà », m'a lancé l'un de mes enfants, comme un ballon d'essai. Là où j'allais, on partait de la base au lieu de descendre du sommet. Ministres mariés, femmes pasteurs, priorité des écritures, dépouillement de la liturgie, prêches substantiels. Je retournais à la source. Cette église de la parole et de la Réforme, dite réformée, j'en suis désormais et elle m'a comblée et bousculée à la fois. Il n'est pas question en ce qui me concerne d'avoir tort ou raison, mais plutôt de vivre Dieu d'une autre façon. Ma culture de base reste catholique, attachée qu'elle est au chant grégorien et aux cathédrales, leurs vitraux en rosaces, leurs cloîtres, leurs clochers. Les temples, eux, n'ont rien de ces splendeurs, ils sont le moins ornés possible, se préfèrent discrets, presque clandestins comme aux temps historiques. À l'intérieur, c'est le Désert. Il s'est donné là un terrible coup de balai pour bouter hors l'accessoire. Ni statues ni tableaux, mais seulement des rangées de bancs, la chaire pour la prédication au-dessus de la table de la Sainte Cène, la Bible ouverte, une croix nue, les numéros affichés des cantiques, l'orgue à la tribune et, sur les murs, les commandements de Dieu. S'il y a ici nettoyage par le vide, c'est pour recueillir l'essentiel, entendre Dieu sans parasites ni intermédiaires et Le célébrer sans trouble-fête. Cette foi en direct, si j'ose dire, a vite correspondu à mes besoins spirituels et au deuil que je vivais. Ce retour à Dieu se faisait là incognito, sans tambour ni trompette, mais au plus profond de mon cœur.

À vous entendre, Docteur L'Ange, je me contente du journalisme littéraire dont j'ai l'habitude, et vous attendez autre chose de ce dossier médical à deux voix, la mienne, l'accompagnée, et la vôtre, l'accompagnant. Après cet historique de ma situation, plus qu'un état des lieux, votre algologie me réclame une descente en moi-même, capable d'évaluer ma douleur et de la traiter autant que possible, de formuler le contenu de mon vécu plutôt que d'en raconter le folklore. Je vais essayer.

« Pourquoi ce retour à Dieu ? » telle est votre question qui tranche dans le vif de mon effervescence. « Pourquoi Dieu et pas une cause quelconque, un parti politique, une association caritative, un club de troisième âge ou des randonnées pédestres ? Pourquoi tant de religion après toutes ces années d'abandon de pratique et d'engagement laïque ? »

La stimulation, je dis bien la stimulation et uniquement la stimulation, du sentiment de spiritualité et du sentiment de religiosité est essentielle dans l'accompagnement. Tous les soignants, tous les intervenants parlent de spiritualité dans les accompagnements et les soins palliatifs aussi bien pour le mourant, le décédé, le décédant, que pour la famille, les restants, les amis, les accompagnants. Il est évident que la mort plonge la femme, l'homme dans son existence et dans la question fondamentale de son angoisse existentielle. Le « technicien » accompagnant, le médecin doit simplement stimuler, provoquer le questionnement sans questionner, provoquer l'idée, l'éclairage de l'idée pour que l'accompagné puisse se référer à sa propre conception, à son propre passé, à sa propre histoire, dans ces domaines de la spiritualité et de la religiosité. La spiritualité est un sentiment général à tout homme, à toute femme, une approche autre, une approche d'une divinité de notre monde, d'une énergie non connue pouvant remplir ces questionnements sur la mort, sur l'existence et d'une autre manière que la philosophie, manière où Dieu a une place. La religiosité est tout autre, elle se rattache à une religion, à son histoire, à ses dogmes, à ses rites, à ses pratiques et à sa spiritualité.

Je me revois, jeune fille sage, dans ma bonne ville natale, me faisant une fête, le dimanche, d'aller voir couler le Rhône entre ses quais, de passer le pont et d'entrer à la cathédrale Saint-Jean pour me glisser dans les flots de l'orgue, ou m'accorder au chant pur du grégorien, musique de chambre de l'âme. Le soir, je lisais la Bible sans en omettre un mot et chaque matin, avec ma sœur, j'allais à la messe. C'est dire si mes goûts me tiraient vers le haut. Sans flirt ni vagabondage, j'attendais un amour véritable. Et, avec Jean, je l'ai eu. Mais j'ai tellement épousé quelqu'un que j'ai été solidaire de ses itinéraires, sous tutelle relative, en faisant mon miel et ma farine. Mon mari a été la mesure des choses, le repère et le port, la norme et la justification. Anxieux, exigeant, intègre, fragile, homme de verre, je buvais avec lui dans la coupe conjugale et c'était suffisant. Il ne supportait plus la pratique de sa religion, j'ai donc cessé d'aller aux offices, sinon il l'eut ressenti comme une dissonance. Je n'ai jamais perdu la foi malgré mes allergies ecclésiales. À l'heure du sommeil, dans notre lit, je pensais à Dieu. Restée seule, explosée sous le coup, le choc a été si rude, la commotion si profonde que Dieu seul pouvait me suffire, comprenez-vous ? Après Jean, quelle piste aurait pu tenir la route, excepté la transcendance ! Jean, si je le rejoins dans mon deuil, c'est dans les bras de l'Éternel. Car, partout ailleurs et à tout moment, si je me le rappelle, je me mets à pleurer ou plutôt à saigner. C'est comme une plaie en moi qui reste à vif sous les apparences et coule à la moindre des choses. D'anciens patients, des travailleurs sociaux me disent : « On allait chez vous… » ou : « J'ai bien connu le docteur Desruisseaux… » et me voilà bouleversée pour les heures qui suivent. Et si mon deuil a son histoire, il a aussi sa géographie. En effet, les lieux que j'habite, la ville où je piétonne, les jardins que je traverse quand je ne les évite pas se révèlent piégés de souvenirs, tels des obus éclatant en chausse-trappes sous mes pas. Et là-haut, sur les collines dont j'aperçois les pins en bouquets, contre le ciel, au bout des ruelles de mon quartier, c'est son tombeau. Alors, docteur L'Ange, mieux vaut pour ne pas m'effondrer et tenir debout, rejoindre Jean en Dieu plutôt que sur terre. En emportant avec lui la moitié de moi-même, notre nous est là-haut. C'est en Dieu que je vis désormais. Cela signifie que chaque soir, la lumière éteinte, le cœur gros, solitaire, et que trop c'est trop, je soupire : « Père, c'est Toi qui vois, Tu sais mieux que moi et c'est Toi qui aimes. Je me remets entre Tes mains… ». Cela signifie que l'Esprit qu'a laissé le Christ après Lui me maintient en direct au bout du fil de la transcendance, le Seigneur Dieu, loué soit-Il, ne lâchant jamais ses enfants.

Beaucoup de choses sont dites. Rejoindre en fait l'amour qui continue, tendu dans un dieu, dans les dieux. Qu'importe la religion, qu'importe la foi, qu'importe l'attrait de la femme, de l'homme, pour des conceptions religieuses et théologiques, le défunt est dans le dieu, projeté par le néant. Par cette présence, par cette croyance, le lien qui les unissait lors de leur vivant, lors de leur relation vivante, se poursuit dans l'au-delà de l'un, dans l'ici de l'autre. Ce lien qui va au-delà de la mort, au-delà de la destruction de la mort, c'est un sentiment, c'est l'amour. Un sentiment ne peut être contenu, un sentiment ne peut être évalué, un sentiment ne peut être maintenu. Il s'étale, il va, il est lancé, telle une lumière dans la galaxie, dans l'univers. Il voyage pendant l'infini et rejoint cet infini. C'est une conception divine. Le restant par ce sentiment est toujours en lien avec le mort, son disparu, l'amour le liant, l'amour l'équilibre comme une canne permet au survivant de poursuivre son chemin.

Religion

Un tel deuil appelant au secours l'infini et ma foi chrétienne ne se voulant pas solitaire, j'ai renoué avec la religion, et choisi l'Église réformée parce que l'Église de la Réforme. Après des années d'abandon de pratique catholique, je suis allée au temple et y suis restée. Il y a décidément plusieurs demeures dans la maison du Père et si je n'ai pas changé de foi, j'ai changé d'église. Après celle d'origine, celle-là, d'adoption, je l'ai choisie. Je ne prétends pas avoir raison, disons qu'elle correspond à mes besoins spirituels actuels et a accompagné mon retour à Dieu. L'Église réformée me fait boire à la source et j'ai si soif, si soif, la mort de Jean m'a altérée pour toujours. Bien sûr, on peut sourire de ce zèle de néophyte d'un esprit partisan et malheureux. Les Réformés ne sont pas meilleurs que les autres chrétiens et ils ne manquent pas de défauts, de cicatrices aussi dues à leur histoire. Exigeants, élitistes, d'une réserve parfois frileuse, ils se méfient des signes et des rites, abus et dérives religieux, et de tout ce qui peut porter ombrage au Dieu saint manifesté en Jésus-Christ. Sourcilleux, en alerte, ils veillent à l'essentiel.

L'expérience et la démarche de Madame Desruisseaux sont très intéressantes. D'abord de religion catholique, très pratiquante, très croyante, d'une pratique d'un autre temps : messes régulières, quotidiennes, engagement dans des mouvements, réflexion, engagement profond dans la réforme Vatican II, elle reste fidèle à son couple. Son mari, très déçu et très amer, ne comprend pas le cheminement que la religion catholique a demandé aux laïques lors de Vatican II. Elle le dit bien : ou Vatican II n'a pas été assez loin, décevant ceux qui voulaient aller plus loin, ou Vatican II est allé trop loin, décevant ceux qui ne voulaient pas bouger. Cette déception a fait que Madame Desruisseaux s'est coupée de sa religiosité, mais a gardé une spiritualité. La solitude qu'elle décrit, un appel au Père, un appel à Dieu unique, absolu, brut, en sont la preuve. Une fois son mari décédé, elle ne peut le trahir et retourner vers ses anciennes amours religieuses. Le besoin d'une religiosité, le besoin du partage avec l'autre, de ce même sentiment, de ces mêmes sensations, est très fort. Sa démarche est très simple, et très saine, elle choisit la Réforme. Sans omettre et sans trancher le fondement de sa foi, celle de son mari, de sa famille et de son couple au christianisme, elle choisit une autre maison, une autre maison du Père comme elle l'interprète. Elle se dirige vers la Réforme, elle essaie d'y trouver sa place. Son cheminement a été patient. Elle s'est imbibée régulièrement en ne voulant pas de rites, elle est allée tout de même, tous les dimanches au culte, rejoindre ses nouveaux frères. Ces retrouvailles, ce cheminement, cette exploration l'ont enrichie. Elle décrit ce besoin, ce besoin de retrouver les autres dans cette foi, dans un nouveau cheminement englobé toujours par le Père, par le Christ. Elle nous montre bien, et cela est important pour la médecine palliative, le besoin de spiritualité et de religiosité. Son histoire, sa démarche, son mécontentement de la religion catholique l'ont fait rechercher une autre religion qui en fait est moins loin que ce que l'on croit de la religion catholique. C'est ce besoin qui est important, c'est ce besoin qu'il faut encourager, si la personne le ressent. L'accompagnant ne doit jamais provoquer, ne doit jamais conseiller, ne doit jamais induire, ne doit ne pas être intrusif, il doit faire questionner, faire admettre, laisser libre l'autre d'aller vers son choix, vers son désir, vers son futur.

Mais moi, Margot Desruisseaux, cernée par cette logique de mort, de deuils et pré-deuils successifs, saturée de fatigue à en chavirer, peinée par ce qui est passé et ne reviendra plus, j'ai ma place ici dans les temples de la Réforme et Dieu est là, sans fioritures. J'ai rendez-vous avec Lui. À chaque culte, voyez-vous, Docteur L'Ange, je cours dans les ruelles de mon quartier, mes pieds déformés par l'arthrose ont des ailes, je vole vers le point fort de la semaine et tout en moi y converge. Pour ces retrouvailles avec le divin, mes frères d'adoption m'attendent. Je m'installe sur un banc d'où je ne manque rien de ce qui se dit et de ce qui se passe. Ici, le décor est si dépouillé que Dieu se fait sentir avec la foi qu'il donne. Nous sommes là une cinquantaine, c'est bien peu, je les connais plus ou moins, les fréquente dans les équipes bibliques de la paroisse, m'attable avec eux, les retrouve aux réunions de l'église, aux kermesses, aux offices. Je participe avec eux à la Sainte Cène, je leur passe le plateau et la coupe, dans ce grand cercle d'assemblée autour de la table. Je reste à leurs yeux quelqu'un en recherche qui les a rejoints et tâche de se réformer. À chaque prédication, je nourris et abreuve ma foi. À chaque credo, je me surprends à en écouter une formulation différente, mais fidèle à l'essentiel de ce à quoi et à qui nous croyons. Ça sauve de la routine, ça renouvelle et, pour nos pasteurs, la vérité est plurielle et l'Église universelle. Quelle liberté dans la foi ! On prie, cela m'a impressionnée, avant la lecture en chaire des Écritures, pour que l'Esprit Saint nous aide à les écouter. Le sacré, il est là. Et quand le pasteur prêche sur ces textes-là, c'est la parole qu'il nous livre et il est là pour ça. (Je prends parfois des notes.) À l'entendre, je recueille du sens de quoi nourrir ma foi, l'homme est la seule créature, dit la Bible, que Dieu ait faite à son image. À l'idée que nous avons quelque chose de lui, on ne peut qu'aspirer à le rejoindre et j'en frémis toute entière. Pas à pas, j'apprends les gestes du culte, assise, debout, mais pas agenouillée, les fidèles baissent la tête pour prier ensemble et en eux-mêmes. Et si, derrière la Bible ouverte, sur la table, la croix reste nue, sans le crucifié, c'est que Christ est ressuscité. De même, Jésus s'étant donné à nous dans le pain et le vin, nul besoin, à chaque Cène, de le refaire à sa place, on s'en nourrit seulement. Baptêmes, confirmations, accueils de ministère, c'est le même cri qui retentit : « Jésus-Christ est le Seigneur ! ». Et tout est dit. Je suis là l'élève, la postulante, la mutante d'une église à une autre. Cela ne se passe pas sans débats ! Je voudrais des Cènes à chaque culte alors qu'elles sont mensuelles, par esprit d'économie et exigence de réserve. La grâce, d'accord, je tiens cependant aux mérites des actes humains. Et je ne partage pas cette crainte protestante quasiment phobique concernant les rites et les signes sensibles du vécu de la religion. Allumer un cierge n'est pas idolâtre à mes yeux et j'aime la Vierge Marie, exemplaire parmi les femmes, sans en faire cependant une divinité. C'est Dieu qui importe, rien ne lui est impossible, et là où notre raison défaille, le mystère est nécessaire. L'orgue est là, voix même de la transcendance, et je chante avec mes frères ces psaumes si beaux de la Réforme qu'ils coulent par la suite en moi comme des sources rafraîchissantes. Après les annonces, la quête, la prière d'intercession, le Notre Père récité ensemble, c'est enfin la bénédiction que nous recevons, debout, de la part de Dieu. Ces bras levés, grands ouverts du pasteur, ce geste liturgique dans la sobriété ambiante, m'impressionnent toujours. L'orgue chante à pleine voix ses louanges et, sous le porche, je défile avec ma famille spirituelle. À chaque fois, je ne manque pas de serrer les mains du pasteur entre les miennes et de lui dire merci. Sur la place, devant le temple et sous les micocouliers, on se salue, on se parle, on s'embrasse. À force, je me suis fait des connaissances et même des amitiés. Les pasteurs, eux, sont mes répondants, je les interpelle, les sollicite, et mes élans de néophyte les retiennent. Hommes de foi et de théologie, mariés et pères de famille, ils me réconcilient avec l'église des clercs. Mais il est temps de courir à la maison de retraite pour passer un dimanche de plus avec ma mère. Réanimée de l'intérieur, je quitte les lieux et chante encore dans ma tête et surtout dans mon cœur ce Psaume 62 que j'affectionne : « En Toi mon Dieu, Toi seulement, j'ai retrouvé l'apaisement. Car Tu es seul ma délivrance. Et je m'appuie à ce rocher. Je ne crains pas de trébucher. Je fonde en Lui mon assurance. »

Même si je chavire en route, le Seigneur de ma foi est là pour me relever et, dimanche prochain, c'est un autre culte.

Madame Desruisseaux nous décrit et nous montre bien sa reconstruction. Les autres, dans la même famille spirituelle, comme elle aime à le dire, j'aurais tendance à dire dans la même religion, la restructurent. Bien sûr, il n'y a pas de rite au vrai sens du terme, mais les rencontres se font le dimanche. Le dimanche le culte, chez les Catholiques des messes dans la semaine, des messes anticipées le samedi et bien évidemment des messes le dimanche. Donc au culte, le dimanche, tous les dimanches, elle retrouve ses frères, elle partage la même dynamique, la même route, le même chemin, le même « aller vers ». Elle se reconstruit, les autres la reconstruisent, la foi des autres la reconstruit, l'écoute des autres, la place que les autres lui laissent dans leur temple, dans leur maison, sont fondamentales. Elle n'était pas réformée, elle n'était pas protestante, mais ils l'accueillent, ils la comprennent, ils lui apprennent, ils l'écoutent, ils l'observent, ils lui laissent une place, ils lui laissent sa place. Elle la prend de plus en plus, l'augmente, elle sera presque active quelques années plus tard, faisant partie de ceux qui font vivre la paroisse et l'église. Elle en parle, elle en discute, c'est un moyen de se restructurer, elle se restructure dans le sentiment, dans le sentiment d'amour qui la lie toujours à son aimé, à l'autre. Elle-même, elle a trouvé par cette nouvelle famille un lien avec les gens. Elle peut, par eux, retrouver les mêmes partages qu'elle avait avec son mari défunt, cela la ressource, cela redonne en elle une énergie de vivre, une énergie de bonheur. Elle le dit très bien : « Je quitte les lieux et chante encore dans ma tête et surtout dans mon cœur, ce Psaume 62 que j'affectionne : En Toi, mon Dieu, en Toi seulement, j'ai retrouvé l'apaisement. Car Tu es seul ma délivrance. Et je m'appuie à ce rocher. Je ne crains pas de trébucher. Je fonde en Lui mon assurance ». Les frères protestants lui ont permis de tirer ses voiles à nouveau. Ils l'ont délivrée, elle s'appuie sur leur rocher, elle a retrouvé l'apaisement. Cette expérience est une preuve de l'importance de la religiosité, de la spiritualité dans l'accompagnement des endeuillés et des mourants. Être sensible à cette dimension, l'encourager, l'aider sans diriger, là est la place de l'accompagnant.

Accompagnement

Avant de poursuivre et d'aller encore plus loin dans cette évaluation médicale qui me concerne et donne pour une fois la parole au patient, je voudrais m'arrêter un moment sur cet accompagnement, son parcours, son enjeu. Déjà, le jour même de mon entretien avec le docteur L'Ange, et parfois bien avant, j'entre dans le sujet, j'y pense, y reviens, m'y prépare, m'entraîne au fil du quotidien comme pour une course de fond. En route, le moment venu, puis dans la salle d'attente familière, monacale, j'arrive concentrée, mais dépendant du contexte, de la fatigue, des soucis accumulés. À mesure que passent les minutes, montent en moi le besoin de me refaire et l'émotion qui en découle. Le docteur L'Ange, quand il m'accueille, m'a eu trouvée bien près des larmes ou au contraire enjouée et prête à l'ouvrage. Et nous voilà dans son cabinet et sous la lampe pour un entretien de plus.

Cette phase d'adaptation pour le patient qui chemine vers la consultation est essentielle. Il se recentre, cela lui permet de s'épurer, cela lui permet de se recentrer, de revenir à lui-même, à ce qu'il ressent, d'écarter les soucis de la vie quotidienne pour revenir à son essentiel, à l'essentiel de ce qu'il ressent, de ce qu'il veut partager, de ce qu'il veut analyser, de ce dont il veut parler. Tout doit être fait par l'accompagnant afin de faciliter ce cheminement, cette rencontre.

Je suis là en patiente chronique, souffrant de deuils en série, passés ou à venir, de fins de vie à assurer et de ma solitude. Mon médecin algologue le sait bien, qui remarque « On ne se soucie pas assez de ceux que le décès d'un proche laisse derrière lui ». Aussi, c'est d'une maladie de longue durée dont il s'agit, avec ses crises, ses traverses et ses rémissions. Mon accompagnant, dans mon travail de deuil nécessaire, reste un médecin soucieux de ma santé à tous les niveaux, au point de me ramasser quand rien ne va plus, tel le bon Samaritain de l'Évangile. Vers qui irais-je, pour me soigner l'âme et le corps, sinon vers lui qui en a fait son métier ? J'ai tellement entendu s'écrier dans mon entourage : « Toujours en forme… et vous avez la pêche ! » qu'il me prend des envies sauvages de les détromper. Je m'en garde le plus souvent et cette force de caractère résistant au pire rejaillit sur autrui et me maintient d'autant. Je ménage mes proches passionnément. Mais quand pèse la solitude et d'être responsable pour tout, que le cœur est gros à pâmer, que trop c'est vraiment trop, le docteur L'Ange est là. Il dit : « Je vous écoute », comme on lance une bouée, et il m'écoute en prenant le temps qu'il faut, plongeant avec moi dans ma peine, sans scaphandre ni armure.

Il faut être vigilant à la globalité de l'être. Le concept « d'approche des patients » parle actuellement de prise en charge globale faisant référence à une méthodologie spécifique et bien définie : la méthode transversale. On sent lorsque les orateurs abordent ce sujet qu'ils dessinent dans leur pensée un cercle comparable aux « patates » des mathématiques « modernes ». La globalité ne doit pas être uniquement dans la réflexion de la théorisation. Elle doit être aussi dans l'approche. Un patient souffrant éperdument d'un deuil, d'une perte, d'un chagrin est totalement plongé dans la médecine palliative. Le soignant, le médecin, l'accompagnant ne peuvent pallier l'absence de l'être aimé. Aucun traitement, aucune cure, aucune chirurgie ne peut le remplacer. Le soignant ne peut que pallier ce manque, cette amputation. L'affectif, le psychologique, le comportement ne sont pas les seuls à être atteints. Le physique par la souffrance de l'absence est, lui aussi, touché. La vie en couple, la vie ensemble, la vie avec remplit tous les jours l'organisme d'énergie, lui permettant de passer bien souvent des caps extrêmement difficiles. L'énergie de l'autre, la présence de l'autre nourrissent l'état général, nos états somatiques. Son absence épuise, son souvenir obsédant empêche le sommeil réparateur, l'appétit manque, le relationnel est diminué, le somatique est épuisé. En plus du chagrin, les obligations de la vie continuent et nécessitent de puiser dans nos réserves, la fatigue prend alors le dessus et un cercle vicieux se crée. Le médecin doit être conscient de ce trouble profond, biologique, somatique ainsi qu'affectif et psychologique, trouble que tout le monde connaît et décrit très facilement. Une attention doit être portée sur le bon fonctionnement du corps, un rétablissement de ce dernier va faciliter la réparation des plaies des sentiments et le vouloir de la création de projets. En ce qui concerne l'affectif, c'est l'écoute bienveillante et l'empathie qui ont la première place. Il ne suffit pas de dire, il faut faire, écouter, laisser l'autre s'épandre dans sa vérité de souffrance pour la connaître, même s'il est impossible de la quantifier pour pouvoir se repérer.

Ou bien, je m'effondre en larmes, dès l'entrée, et il me presse de questions… « Qu'est-ce qu'il y a ? … racontez-moi… Vous n'en pouvez plus ». Il devinc aussi le fond des choses… « Vous pensez à votre mari ». Selon les entretiens, je raconte le vécu de la semaine, le bon et le moins bon, mes soucis. L'état anxieux de ma mère qui m'épuise, mes réunions à l'église, mon rôle de grand-mère avec mes petits-enfants et de mère. Parfois la conversation se pique de religion et de métaphysique, de problèmes de société ou de féminisme. Le docteur L'Ange joue sur tous les registres sans perdre de vue ce qui me concerne. Il lui arrive de me bousculer, de se fâcher, de m'interpeller, me rappelant que je suis là « pour être mieux, pour être vraie », qu'il doit me « parler vrai » et sans faux-fuyant. « Je voudrais pour vous plus de vie... », me répète-t-il, se souciant de mon avenir.

Il faut recentrer l'acte d'accompagnement sur la vérité. La médecine palliative a une noblesse certaine dans la vérité qu'elle engendre. Lorsqu'il accompagne, qu'il prend en charge les derniers moments de la vie d'un sujet, qu'il essaie de soulager les douleurs de fin de vie, le médecin est dans la vérité, dans la vérité du mourant. Dans la vérité de sa finitude, dans la vérité du drame de la fin de son existence. Sa souffrance n'est plus uniquement physique, elle est morale, spirituelle, religieuse. Tout s'efface, il perd tout, il ne peut se retenir à rien. Cette spirale infernale attirant le patient dans sa fin a tendance à aspirer les médecins et les soignants, ce qui fait que beaucoup de ces derniers se retiennent à pratiquer de tels suivis. La vérité est présente, réelle, elle est implacable, elle affronte le monde en sachant que sa victoire est certaine. Accompagner un deuil replace soignants et accompagnés dans cette vérité. Recentrer le propos, recentrer les idées, recentrer les sentiments dans cette vérité du malade, du souffrant et faire aborder, faire comprendre et faire ressentir que cette vérité n'est pas forcément génératrice d'angoisse. Elle peut être la résolution de certains problèmes. L'arrogance de cette vérité replace le malade, il doit être en face d'elle pour mieux la supporter, pour mieux la reconnaître, pour mieux l'appréhender, pour mieux l'entrevoir et sur cette nouvelle vision s'en faire pénétrer et la pénétrer, la digérer. C'est le mouvement (faire le deuil) de pouvoir penser à celui qui est absent en laissant venir à soi de la « mélancolie », mais plus de tristesse. La mélancolie, pas cette mélancolie que les psychiatres mêlent à la manie dans la psychose maniaco-

dépressive. Non, cette mélancolie qui, se servant du souvenir, crée en nous une sensation teintée de plaisir et de regret, de chagrin et de joie, qui nous permet de nous souvenir sans fuir.

L'accompagnement est une relation à établir, intime et profonde. S'il y a écoute essentielle, il y a aussi un échange qui se passe. Ni copain ni ami, il s'agit ici d'un médecin et de son patient. Car le patient souffre et le médecin le soigne. Mais en algologie les remèdes ordinaires ne suffisent pas et de part et d'autre chacun doit beaucoup donner avant de recevoir. C'est là toute une aventure dans laquelle je me suis lancée sans rien garder en réserve. En le quittant, je l'entends me redire… « Soyez bien… ». Et déjà, je me sens mieux.

Mon sac à porter est toujours aussi plein, mais il me paraît un peu moins lourd.

La perte dans la mort

Le deuil est une grande perte, bien évidemment, c'est la perte d'une personne, de plusieurs personnes, une perte plus étendue, plus large que ce que l'on croit. La personne endeuillée perd plus que la relation avec une personne, elle se perd elle-même. Il faut travailler cette notion, essayer de l'approfondir pour que le deuil se fasse. Il faut faire une évaluation de la perte pour mieux la combler, pour mieux se restructurer, c'est ce que Madame Desruisseaux doit faire : évaluer sa perte, mettre à nu sa perte, étaler ses pertes pour pouvoir remplir ses espaces vides et concevoir une vie future.

C'est à votre demande, Docteur L'Ange, que, poursuivant cette évaluation, je vais faire l'inventaire, comme on se jette à l'eau, de ce que j'ai perdu dans la mort de Jean. Vous seul pouvez m'acculer à une telle plongée au cœur de mon deuil, dans l'idée d'être vraie et, qui sait, d'être mieux par la suite. Dans ce projet à deux voix, vous êtes le soignant et moi la patiente. La perte dans la mort de mon conjoint, c'est l'absence, un tourment qui dure, définitif, sans retour, laissant en manque et la vie durant l'endeuillé réduit à lui-même. On se retrouve avec une brutalité inouïe, opéré à vif et amputé de la moitié de soi-même. Cette chirurgie vous laisse sous un tel choc que, l'état second dissipé, après le remue-ménage forcé des papiers et démarches en noir corbeau de malheur, le deuil s'installe, creusant en soi ses évidences. Voilà bientôt dix ans, un jour de septembre, découvrant Jean inanimé, échoué au terrain du haut sur fond de lauriers et chênes verts de notre garrigue, ses outils à ses pieds, la mèche ballante, la lèvre crispée dans le dernier spasme, je suis morte avec lui pour moitié après quarante ans de vie commune, la moitié restante lui survivant pour le pleurer. La planète a alors cessé de tourner rond sous mes pieds et restera cabossée, les pendules, quelque part, se sont arrêtées. Les paysages se sont vidés de leur substance, car il n'y était plus, son absence enfin a pulvérisé ma vision du monde. La mort, je l'avais ignorée jusque-là, la mort de Jean me l'a révélée. Voici l'inventaire de mes pertes comme on récite un rosaire dont chaque grain a ses épines.

J'ai perdu mon couple. La vie à deux a été notre aventure et nous l'avons voulue durable, fidèle, exigeante et en harmonie l'un avec l'autre. Cet amour conjugal, anneau d'or aux doigts, je le comparerai à l'ogive des cathédrales gothiques où l'élan des pierres de taille s'incline suffisamment pour se croiser et se rejoindre. Ainsi, chacun dans le couple, se penche-t-il assez vers l'autre pour le rencontrer et leur ogive est la clef de voûte de leur intime cathédrale. J'ai perdu notre ogive. Me reste seulement celle des mains jointes dans la prière. Une note seule sur le piano est insuffisante, deux notes font un accord et la musique est là… do-mi, ou ré-fa, ou si-do. J'ai perdu mon accord avec Jean, l'accord à deux voix de notre musique de chambre. Quand je rentre chez moi, le soir, il n'est plus là pour partager et je reste sans répondant autre que les photos sur les murs ou dans les cadres et les souvenirs. Dans la vie à deux, on fait équipe. Chacun compte sur l'autre et l'autre compte sur vous. C'est là toute une économie domestique. S'il débouche les lavabos, répare le matériel et tient les comptes, je m'occupe des repas, du linge, de l'intendance et des enfants. Ce partage des tâches, je l'ai perdu. Désormais les ampoules, les piles, la tuyauterie, les factures et les impôts sont pour moi seule et la responsabilité, ça fatigue ! Jean et moi avons partagé tant de choses, équipes bibliques, réunions de l'École des parents qu'il avait fondée, méthodes de groupe diverses, psychodrames en pédiatrie, notre duo était rodé et tournait rond, je posais les questions, il faisait les réponses. Nous en tenions pour le fond plutôt que pour la forme, la réforme au lieu de la loi et la liberté des consciences. On allait de l'avant sans trop se soucier du rendement. Mais, aussi, si nous bricolions, Jean passait le rouleau sur nos vieux murs du centre-ville et moi, je tenais le pot de peinture ou bien l'échelle, sur le toit du mazet, pour remettre les tuiles en place. Jardiniers ensemble, il cisaillait l'alignement des lauriers et je ratissais en remorquant la carriole qui résonnait sur le calcaire. Les grands pins bruissaient doucement au-dessus de nous, ça sentait la résine. Je mettais le couvert au belvédère et m'écriais : « On est les rois ! ». J'ai perdu notre équipe et, avec elle, les jours heureux. Ce Nous n'est plus. Jean l'a emporté avec lui. Et avec ce nous, j'ai perdu son épaule, chaque soir, le port, le refuge, et rien, rien ne remplace, pour la femme que j'étais, une épaule d'homme quand il s'agit de l'homme de sa vie. J'ai perdu sa main dans la mienne, son regard sur moi, notre goût partagé de l'authenticité. Je ne l'entendrai plus fredonner en traversant la cour de notre vieil hôtel aux balustres XVIIe siècle quand il rentrait, content, à la maison, pour s'attabler avec nous. Lui seul jouait du piano et de l'orgue comme si sa vie en dépendait. Aussi, je ne vais plus au concert. Et il exerçait sa médecine sans souci de carrière et en homme libre, épris de la beauté neuve de ses jeunes malades, leur donnant du temps et ne pensant qu'à faire avancer les choses, en pionnier qu'il était. « On allait chez vous… », j'entends cela souvent de la part de mes contemporains qui ont consulté le docteur Desruisseaux pour leurs enfants, petits et grands. À chaque fois, je suis bouleversée et il me faut plusieurs jours pour m'en remettre. « Chez vous… », c'était chez nous et maintenant je suis chez moi. La vie à deux transforme, élague les branches basses superflues, on se taille l'un l'autre, on se greffe aussi. J'ai perdu avec Jean mon complément, car nous étions très différents, mon jardinier. À force de vigilance, un couple se fait comme se lie une sauce jusqu'à devenir ce nous en fusion tout en étant deux.

Jean a été l'aîné, l'initiateur, je lui apportais ma flamme, ma santé et cette capacité de don qui le laissait stupéfait. Dans un chemin de Haute-Loire, à vingt ans, et ignorant tout de la vie, je lui ai offert la mienne au dos d'une image pieuse, dans un élan total, absolu, qui l'a confondu. Je ne doutais de rien et lui doutait de tout ! Je bousculais ses réserves, mais il m'ouvrait des horizons et éclairait ma lanterne. « Vous êtes l'Amérique, me disait-il, je suis la vieille Europe ». Sages, car sérieux et exigeants, nous passions des messes du matin en semaine « Introibo ad altare Dei… » (et ce Dieu réjouissait notre jeunesse) aux promenades à deux sur ce haut plateau du Vivarais aux horizons bleus, dégagés, allant d'un boqueteau à l'autre et sautant les ruisseaux. En espadrilles et sans un sou en poche, discutant ferme de choses graves, nous cherchions notre accord et en semions les prémices. Déjà, je l'aurais suivi jusqu'au bout du monde ! Grâce à lui, cet été-là, je me suis risquée sur une bicyclette, sortant de mes livres. Je tombais, je me ramassais, j'aurais sauté les montagnes s'il me l'avait demandé ! Ma foi et ma confiance lui étaient acquises pour l'éternité.

Personne n'a autant compté pour moi sur cette terre, personne, et c'est encore vrai aujourd'hui. Ce blondin aux larges épaules et aux yeux clairs a été un compagnon fidèle et un bon mari, mentor rigoureux, tirant notre couple vers le haut et me tenant par la main par besoin de fusion. À regarder son profil sur le mur et sous vitre tout chavire et bascule en moi pour lui garder la première place. Voilà ce que j'ai perdu. Mais Jean, c'était l'homme de verre, fragile, transparent. À chaque concert, souvent déçu par l'interprétation ou blessé par les fausses notes, il aspirait à l'accord parfait, au « legato » du tempo alors que, de mon côté, je me contentais d'entendre dans ma tête la musique qui me convenait. Impatient d'en finir avec les couacs de la vie et sa santé qui le faisaient tourner à vide et limitaient sa liberté, il est parti avant de trop vieillir, avant de déchoir, et moi, je suis restée.

Docteur L'Ange, il ne reste que quelques grains au rosaire que je vous récite en me piquant au sang à chaque fois. Je vous devais cet inventaire. Je vais en terminer avec ces dernières pertes. Car j'ai perdu avec Jean la norme des choses, c'est le meilleur et le pire à la fois, un défi constant à relever, mais c'est la vie même. Sans lui, il y a désormais tous ces lieux que j'évite, ces jardins de nos promenades de retraités, ces collines contre le ciel, frangées de pins et de cyprès, au bout des ruelles du centre-ville, là où nous avons habité, là où nous passions ensemble et sans nous soucier du reste. Mais je ne peux vivre ailleurs. Seulement, je cherche d'autres itinéraires.

Madame Desruisseaux décrit son couple. Comme elle le dit très bien, son mari et elle étaient les deux pans d'une église gothique se maintenant par leur appui, par leur force. Cette phrase admirable montre bien sa solitude, même sa prière montre le chagrin profond qu'elle vit. Elle reste tout de même « superficielle », superficielle et sentimentale, elle fait l'inventaire du couple qu'elle a perdu, mais ne va pas au fond d'elle. Cette remarque est cruelle, car elle exprime le sentiment d'amour envers son mari et elle a tout donné dans ces lignes. Elle a raconté son amour dans des phrases d'amour. Cette fusion qu'elle décrit très bien, ce Un formé de Deux, ce Nous qu'elle écrit en majuscules. Elle a perdu son couple et elle est déstabilisée, en déséquilibre par rapport à celui qui manque. Elle a perdu encore plus, et en tant qu'accompagnant, il faut le lui faire remarquer, si nous voulons qu'elle se restructure, si nous voulons l'accompagner, si nous voulons lui donner de nouvelles bases pour un nouvel espace de vie, une reconquête de vie. Il faut fouiller, il faut que les fondations de ce travail soient plus profondes. Elle reste dans ce sentiment de perte, dans ce sentiment de malheur, mais il faut aller de l'avant. L'accompagnant doit faire cette remarque et c'est ce que je fais après qu'elle m'ait décrit cette perte. C'est extrêmement culpabilisant pour le médecin accompagnant de faire ce genre de remarque, car la relation est fragilisée, il semble qu'on réagit mal de la sorte, qu'on n'est pas conscient du chagrin de la perte de l'autre, du couple, mais il faut aller en avant, c'est le contrat qu'il faut assumer, il faut structurer. Madame Desruisseaux ne perd pas seulement son couple et son mari, elle perd tout son passé commun avec lui, elle perd son présent avec lui, elle perd son futur avec lui, elle perd le temps avec son mari. Le temps n'est pas le seul à être perdu, l'espace aussi. Elle perd les endroits qu'elle pourrait évoquer avec lui à l'occasion de souvenirs d'un épisode entier de leur vie, elle perd les espaces qu'elle pourrait découvrir avec lui, les situations qu'elle pourrait vivre avec lui. La perte de l'endeuillé est plus importante que la perte de l'autre. C'est la perte d'une vie, la perte de pouvoir vivre, la perte d'une habitude de vie et surtout le devoir de reconstruire, de recommencer. L'autre bien souvent reste présent dans la vie de tous les jours et c'est ce que je lui demande d'évoquer. Un arbre en fleurs au printemps, Jean l'aurait-il aimé ? Ce nouveau concerto découvert, Jean l'aurait-il apprécié ? Cette nouvelle interprétation, aurait-il été d'accord ? Cette nouvelle relation, ce nouvel ami, ce nouveau livre ? Ce livre qu'ils ont lu ensemble, qu'il a lu, qui peut le repartager ? La perte est dans le temps, la perte est dans l'espace, dans les lieux, dans les sensations. Il faut essayer que le patient, l'endeuillé structure, fasse un plan de ses pertes. Pour pouvoir le combler, pour pouvoir avoir une stratégie de reconquête, une stratégie de nouvelle vie où l'autre sera présent, mais différemment. Je me permets donc de lui faire cette remarque, elle en est bouleversée, elle en est peinée, je le sens dans ses yeux, ne pouvant retenir des larmes, qui viennent mourir sur ses paupières. « Vous ne m'avez pas comprise, je n'ai pas fait passer le message, j'ai ouvert mon cœur pour rien ». Je lui fais de la peine, mais cette peine est nécessaire. Nos relations sont bonnes et elle va au-delà. Je lui explique et elle comprend. Piquée au vif, à la limite d'une certaine colère, nous nous quittons. Je reste seul en espérant que la machine va se remettre en route et qu'elle continuera. C'est ce qu'elle fait lorsqu'on se revoit, elle me raconte son chagrin, elle me raconte son incompréhension, son étonnement et après une pause, elle me dit « Bien, vous allez voir ! ».

En vous quittant, Docteur L'ange, je pleurais et, chez moi, j'ai continué. Je pleurais de fatigue, d'énervement, de déconvenue. La soirée a été pénible et quand ça ne va pas, dans mon cas, on se ramasse toute seule. J'avais mal, j'étais mal, sous le choc. Je vous avais dit à propos de ce précédent chapitre sur « la perte dans la mort » et ces derniers jours que je m'y étais beaucoup investie. En l'écrivant, mobilisée par le passé, j'avais senti Jean proche de moi profondément.

Tout est là, faire ressentir le disparu présent dans un autre « autrement », garder la relation tout en construisant une nouvelle existence.

Votre réaction à ce texte qui me touchait de si près m'a surprise et même désarçonnée, jetée à bas. À vous entendre, je n'avais pas traité le sujet. Je racontais, une fois de plus, je nous racontais, Jean et moi, et ma littérature décrivait notre histoire, plutôt que d'en sonder en moi le trajet et la perte ressentie. Nous avions, vous et moi, sur ce texte, deux lectures différentes. À votre avis, j'en restais au niveau du sentiment et du récit, au mien, la perte en question découlait forcément de ce que j'avais écrit et vécu. Il y avait divergence. Je vous écoutais : « Le passé, votre passé, ne reviendra pas, me disiez-vous. Vous parlez de vous et de votre mari. Sortez du sentiment pour sonder les pertes que vous vivez, dites-les, écrivez-les. Il faut structurer… » Et vous ajoutiez, en argument frappant : « C'est un travail scientifique ».

C'est vous, Docteur L'Ange, le guide de ce projet d'évaluation à deux voix de mon deuil à accompagner en soins palliatifs. C'est une chose entendue sur laquelle je ne reviendrai pas. J'accepte vos critiques et les lois du genre adopté. Mais, la matière du sujet à traiter, le terrain qu'on laboure, c'est ma chair et mon sang. Cela peut m'aveugler parfois de larmes. D'autre part, je suis une incorrigible littéraire qui flambe plutôt qu'elle ne structure. Je vous écoutais donc, sous le choc de cette passe d'armes, désarçonnée, je le répète, la tête confuse, saisie d'angoisse à l'idée de m'y prendre autrement pour répondre à votre attente. « C'est du travail… », répétiez-vous. Je sais que vous ne pensez qu'à mon bien, à soigner mon deuil, que vous y êtes entré depuis des années sans vous ménager et sans armure. Que ferais-je sans vous ? Pourtant en ce moment et depuis le décès de ma mère, je tourne à vide, je suis fatiguée à l'extrême et des soucis nouveaux m'accablent. Pourtant, je vais poursuivre et, si je le peux, mon cher accompagnant,… « structurer ».

Je prends donc pour analyse cette perte de la mort.

À la mort de Jean, j'ai perdu l'espace de mon passé, celui que nous avions bâti ensemble, la maison de ville et la maison des champs. En bas, quand je passe devant le numéro quatorze d'une certaine rue étroite du centre, étirée sous un ruban de ciel bleu, je tourne la tête, car je n'ai plus accès à cet hôtel particulier du XVIIe siècle, où nous avons vécu vingt ans en famille et où Jean a exercé la médecine. Sur le montant de la porte se devine encore la trace de sa plaque. Cette maison m'est fermée désormais et plus personne ne vient avec sa marmaille consulter le docteur Desruisseaux en blouse blanche, le soleil ne tourne plus sur les pierres de taille des cours intérieures, mes enfants ne sortent plus de là pour aller au lycée ni n'en franchissent la porte à leur retour. Je ne vais plus aux halles chaque matin pour nourrir mon petit monde ni ne cours dans le vestibule en U de l'appartement aux dalles cirées, pour répondre au téléphone, marquer les rendez-vous et assurer cette permanence qui était ma part de notre médecine.

En haut, sur les collines, il y a cette maison des champs, ou plutôt ce mazet de garrigue, un balcon au-dessus de la ville, où Jean est mort et où je ne retournerai jamais. Les cyprès que nous avons plantés poussent sans moi, les allées de lauriers se taillent sans nous, les murettes de pierres sèches tiennent bon ou dégringolent et Jean ne remet plus les tuiles blondes en place pendant que je lui tiens l'échelle. Ce lieu que j'appelais « la petite Grèce » m'est désormais interdit. Cigales le jour, grenouilles la nuit, rossignols le matin chantent pour d'autres que nous.

Mais il y a aussi ces voyages que je ne ferai plus sans lui et surtout ceux peut-être qu'ayant partagés, je ne pourrai plus évoquer avec lui, dire : « Tu te rappelles… », à propos du musée du Vatican ou de la montée à l'Acropole… et l'entendre me répondre au sujet des colonnes de Karnak et des rives du Nil. Ainsi, j'ai perdu sa mémoire de nos voyages et si je parle de ce que nous avons vu ensemble, je serai seule à le faire et seule à m'en souvenir. J'ai perdu notre espace.

Où suis-je désormais ? Je suis ailleurs… et il n'y sera jamais. Ce sont nos meubles autour de moi, dans un lieu qui lui restera étranger. J'imagine parfois que Jean me rend visite de l'au-delà, pour un moment, comme s'il était de passage. « Entre », lui dirais-je avec joie et je couperais le téléphone, il n'y aurait plus que lui et moi. « Tu vois, je me suis retirée en ville, sans toi ça me suffit… qu'en penses-tu ? » Et puis je poserais ma tête sur son épaule et tout serait bien. Je m'illusionne, car si Jean vivait encore, nous n'aurions pas quitté le Mazet. On jardinerait moins probablement, on jouerait au bridge, Belle serait morte, mais un autre chien nous tiendrait compagnie. Je mettrais toujours le couvert sur le Belvédère et nous irions aux halles le matin. Je me pose des questions qui restent sans réponse.

Et me voilà passant des lieux de mon passé au dialogue que j'ai perdu dans la mort de Jean, une perte essentielle. Les réunions de paroisse, les associations, les conférences, les cours pour retraités, les visites aux copines, la gymnastique en groupe, les clubs en tout genre peuvent bien occuper mes journées, il arrive inévitablement un moment où rien ne va plus. Que se passe-t-il ? C'est le soir qui tombe, l'appartement où personne ne m'attend, ces photos de toi d'une pièce à l'autre me regardant sans me voir. Et le passé alors monte comme une marée noire, il jette sur moi ses filets, pollue la pêche du jour, en balaie les effets et me laisse échouée sur la grève de mon deuil. J'ai perdu le partage avec Jean, j'ai perdu d'être deux à la fois, moi et lui, et d'être plus ainsi que si j'étais seule. Non, ne craignez rien, Docteur L'Ange, je ne vais pas raconter, mais « structurer », comme vous dites, essayer en tout cas.

À table, depuis dix ans, je mets une seule assiette et je prends un journal, une revue pour ne pas rester face à moi-même. Au café, j'ai un livre à la main et, à peine poussée la porte de mon appartement, j'allume la télévision pour faire taire le silence. Un deuil, ça fait tellement le vide qu'on n'en finit pas de le remplir. Aussi, me suis-je acharnée d'y jeter de nouvelles figures inconnues du temps de Jean, des protestants, des pasteurs, des retraités, des médecins, des voisins et des veuves, surtout des veuves. Je ne me lasse pas des veuves, ce sont mes sœurs. M'étant fabriquée une vie privée comme on construit un rempart contre l'adversité, j'ai atteint ma taille d'adulte, mais perdu le temps de Jean. Je me couche chaque soir dans ce lit à une place qui me suffit désormais, j'y passe mes soirées face au petit écran ou un livre à la main. Sur le mur, il y a le profil de Jean, sous vitre, dessiné par mon père, regardant ailleurs, déjà détaché de ce monde. Dans ce lit rétréci à ma seule personne, je n'ai plus d'épaule et j'ai perdu ce repos. De cela, je ne me console pas. Le deuil, d'autre part, vous rend responsable à temps plein et c'est épuisant. Pas de relais possible, il faut tout faire, tout décider, tout résoudre. J'ai perdu l'insouciance : « Tu t'occupes du matériel, je m'occupe de l'intendance... ». Débrouille-toi, ma fille, impossible de passer la main. Tu chevauches en solitaire et ton compagnon est parti. Ne plus être deux, c'est perdre une équipe. Mes soucis de famille, je les garde pour moi, faute de les partager avec lui. Ils s'installent, mijotent, occupent le terrain. À force, ça pèse. Me manqueront son avis, son écoute, ses critiques, ses refus, sa différence surtout, sa différence qui équilibrait les plateaux de notre balance. On peut diverger, se disputer, le ton monte, mais du dialogue naît un accord sur deux notes. J'ai perdu mon diapason, notre référence, la musique écoutée à deux, sur notre lit, sa main que je serrais juste aux moments sublimes et je savais qu'ils étaient sublimes aussi pour lui, je soupirais « ah ! », il répondait « eh oui… ». J'ai perdu la complicité, cette chose merveilleuse entre toutes qui se passe des mots et des explications, car à tant vivre ensemble, de nuit, de jour, on s'enchevêtre au point de se mélanger. J'ai perdu d'être protégée, rassurée par sa seule présence. En route et au plus fort de l'orage, Jean me parlait de la cage de Faraday qu'était notre voiture et il en déduisait tranquillement l'absence absolue de danger. Avec lui, j'aurais traversé par plaisir tous les orages de la planète, même ceux où on s'embourbe jusqu'aux essieux ! Il était pour moi tous les hommes et il me suffisait. Aujourd'hui, j'ai perdu ma cage de Faraday et les orages ne me font plus rire. La nature désormais me paraît vide sans lui tant il l'occupait avec aisance, jamais pris au dépourvu, que ce soit pour remonter un mur ou suivre une piste en forêt, ou bien encore s'orienter en plein brouillard dans une ville inconnue. J'ai perdu aussi la voix de Jean, un charme qu'il avait, une voix douce, faite pour chanter, craignant les aigus et les graves, les couacs et les excès. Mais c'était une voix ferme, opposée résolument aux compromis comme aux faux-semblants, à la révolution et à l'obscurantisme, une voix que seul l'avenir mobilisait vraiment telle une promesse. J'ai perdu cette voix-là et, avec elle, toute la douceur du monde. À mes oreilles, les autres voix ont quelque chose de désaccordé, et sans la sienne, il n'est plus d'harmoniques.

Enfin, après les lieux et le partage de notre vie à deux, et après le passé mort, et l'avenir enfui, le temps qui passe et efface, je perds jour après jour de pouvoir parler de lui. En effet, avec qui le ferais-je ? Mes contemporains vieillissent, ils auront bientôt oublié le docteur Desruisseaux, mes amis de toujours sont à ménager, car ils fatiguent, voyagent, s'agitent dans les œuvres et, grands-parents, ont des soucis. Encore deux par deux, ils se supportent, se fréquentent en ménage et le chiffre pair reste leur norme. Ils m'invitent, ils sont formidables, certains rares m'ont oubliée. À les fréquenter, je me contente et j'ai mal à la fois, car quelqu'un me manque et on n'en parle pas. À ceux qui n'ont pas connu Jean, il est vain d'en faire état. Et les veuves, elles, mes sœurs en viduité, elles ont déjà leur peine et mieux vaut ne pas trop insister.

Mes enfants portent leur propre deuil, mais c'est celui de leur père et moi, il s'agit de mon mari, ce sont là des choses bien différentes. Et puis la vie continue, les pousse en avant. Leur parler de Jean nous saigne quelque part et le plus souvent penser à lui, c'est se taire ensemble. J'arrive au bout du rouleau. À dévider ainsi mes pertes, je me suis vidée de mon sang. À faire ainsi l'inventaire, me voilà sans illusions. Résumons… pour moi, désormais plus de maison à deux, de partage à deux, de complicité et de relais, plus d'épaule où se reposer, chaque soir, dans un lit à deux places, plus de bulle conjugale où se déplacer ensemble dans l'air du temps, plus de cause à défendre, main dans la main, le passé est mort et ne reviendra pas, le présent me laisse toute seule et l'avenir se passera sans lui. À ce régime, orage ou pas, j'avance sans la cage de Faraday. C'est entendu, Docteur L'Ange, à force de « structurer » comme vous me l'avez demandé, j'ai sondé ma perte et tâché de l'évaluer. Elle est immense et finira avec ma vie. Avec votre soutien, il me faudra l'accepter.

Le temps de Jean est passé.

Bien que très douloureuse, cette topographie de la perte s'est réalisée. Madame Desruisseaux est allée au plus profond. Cela n'a pas calmé sa peine, mais a évalué sa grandeur. Elle est devant ce travail immense et elle sait qu'elle doit le réaliser pour elle et pour continuer sa vie, pour ses amis, pour ses enfants, pour le souvenir de son mari, pour ce qu'elle apportera de lui à ses petits-enfants, pour le lien précieux des grands-parents aux petits-enfants. Madame Desruisseaux va combler cette tranchée ensanglantée. Ma remarque avait été extrêmement mal vécue, extrêmement dure, mais elle l'a surpassée, le travail a été réalisé, cela a été extrêmement positif, nous pouvons dès à présent continuer.

Positif du deuil

Je vous avais quitté, l'autre soir, démontée, désarçonnée, jetée à bas, mise en pièces. Puis je me suis ramassée, j'ai l'habitude, j'ai tâché de comprendre et ai repris cette « perte dans la mort » entamée en surface et que j'allais poursuivre, à votre demande, en profondeur. Lors de notre dernière rencontre, je vous suis arrivée remontée, remise en selle après cet incident de parcours, cette chute que vous avez provoquée pour mieux m'atteler à ce travail de deuil, où nous collaborons. Je revenais en amazone, encore froissée, mais toujours battante. Dès le début, ma lecture vous a comblé, ponctuée par vos : « C'est ça... je suis heureux... vous méritez qu'on vous complimente... ». Je lisais, dans la foulée, ramassée sur l'objectif. Après, à vous entendre, ayant dépassé le sentiment brut du récit, l'évaluation de mes pertes avait pu se faire et l'analyse de mon vécu se structurer. Et vous concluiez : « J'ai fait mon travail ». L'accompagnement que nous menons ensemble est une odyssée dont vous êtes le mentor à l'écoute active et moi le Télémaque à soigner sinon à guérir.

Nous remarquons que l'épreuve de la restructuration du travail a été extrêmement pénible. Une fois que ce travail, cette reformulation, cette restructuration ont été effectués, Madame Desruisseaux s'en ressent réconfortée. On sent dans ses paroles, dans ce qu'elle vient de dire, un apaisement, une marche montée, une distance parcourue. C'est ce sentiment régulier, peut-être d'amplitude limitée, qu'il faut stimuler pour que peu à peu se crée le « rempart » du deuil d'où l'on peut regarder le paysage, regarder sa vie de plus haut.

Me voilà donc avec un nouveau chapitre à traiter. Je vous ai proposé le thème et vous l'avez accepté comme un signe positif de ma part. Justement, c'est de positif qu'il s'agit, du positif de mon deuil. Je viens d'évoquer l'accumulation de mes pertes, je vais évaluer mes gains et devoir remplacer chaque signe moins par un signe plus. Et pardon, Jean, si cela paraît contradictoire avec mon chagrin. Avec une brutalité inouïe, à l'instant même de ta mort, je devenais à la fois ministre du budget, gestionnaire de mes ressources, citoyenne, chargée d'affaires étrangères comme de celles de l'intérieur, agent immobilier, car il me fallait vendre, gérante des démarches administratives et de mes impôts, sans oublier le contrôle du matériel, les pannes de chauffage, les fuites d'eau, les ampoules à changer, bref, tout un gouvernement à moi seule, de la tête aux pieds. Et j'avais beaucoup à apprendre pour les choses de ce monde, les chiffres me faisaient peur, Jean tenait les comptes du ménage et assurait les problèmes techniques de sa compétence. Par contre, écrire un article à sa place ou des exposés bibliques, animer des réunions entraient dans mes cordes et surtout être, quarante ans durant, la clef de voûte des miens, la vestale du foyer qui entretenait sa flamme. Et me voilà, partie dans l'urgence et par la force des choses, à la conquête de l'autonomie.

Lorsque la phase aiguë du deuil est réalisée, le chagrin immense de la perte immédiate atténué, on peut évoquer avec le patient une partie positive que le deuil a engendrée. Cela paraît atroce, horrible, ahurissant. La mort d'un être cher peut engendrer un changement, une manière d'être, quelque chose de positif, une adaptation que l'on ne pouvait pas imaginer auparavant. Ces modifications doivent être analysées et vécues comme positives, comme une renaissance, une recréation de soi-même. En l'occurrence, Madame Desruisseaux le dit très bien : le travail du couple était bien séparé, son mari tenait les comptes, gérait les affaires administratives, s'occupait de protéger le foyer, elle s'occupait du foyer, le vrai feu, comme la vestale, plus tournée vers les choses matérielles ménagères, l'affectif, le relationnel, l'éducation des enfants. Toutes les responsabilités que son mari portait lui étaient étrangères. Ils vivaient en bonne harmonie. Chacun réalisant ce qu'il devait. Le deuil la pousse à s'adapter, à faire ce que son mari faisait. Elle se révèle, elle arrive à être, elle le dit très bien, un gouvernement à elle-même. Elle s'autonomise. Cet élan, ce mouvement ont été extrêmement difficiles, pénibles, comme peut l'être une naissance par forceps, une naissance pathologique, une naissance engendrant un acte médical.

L'adaptation a pu se réaliser, elle y a trouvé de la liberté.

J'avais une idée fixe en tête, tenir le coup, tenir debout, faire mes preuves, être seule responsable de moi-même, à soixante-trois ans, et pour la première fois de ma vie.

Elle le fait bien remarquer : à soixante-trois ans, après soixante-trois ans de vie, elle veut pour la première fois être elle-même, avoir une certaine indépendance, se révéler à elle-même.

Alors, ma grande, en avant et pas de mollesse ! Si tu pleures de fatigue, le soir, dans ta soupe, ça la salera, si l'orage tonne et passe sous la porte de la grange, tiens ta chienne d'une main et éponge de l'autre, si tu attends encore que tombe ta pension de réversion de veuve, vends ce dont tu n'as plus l'usage, et si le piano à queue de Jean te quitte par la loggia, si l'orgue prend la porte, bouche les trous qu'ils laissent immédiatement pour ne pas tomber dedans. Ne cède ni à la peur, le soir tombé, ni aux sirènes immobilières, ni à la panne de chauffage le soir de Noël, entasse alors les édredons et envoie les microbes au diable ! Le deuil est une rude école de la vie et l'a été d'autant plus pour mon statut de femme au foyer. On apprend à s'en tenir à l'essentiel. Dans ce champ de ruines où évoluer, porte la charge du jour, allonge-toi pour la nuit dans notre lit devenu trop grand et récupère des forces pour le lendemain. Installée au bureau de Jean et à sa place, remplis les feuilles de maladie et n'oublie pas de cuire ta soupe, ça fait partie de la survie. C'est essentiel, et c'est l'essentiel qui te tient debout.

Madame Desruisseaux nous décrit très rapidement, pour bien marquer l'action, pour bien nous faire ressentir son allant, cette réaction positive qu'elle a eue à se battre, à s'adapter. Il fallait survivre, de deux, elle est passée à un. Il fallait combler ce que l'autre faisait, les meubles étaient obligés de partir. Il fallait combler les trous pour ne pas y tomber dedans, cette image est admirable. Elle voulait continuer à vivre, continuer à faire vivre le souvenir de son mari, ne pas se laisser aller. C'est une grande leçon qu'elle nous donne, qu'elle raconte, elle l'a fait, elle l'a traversé, elle a été dans l'action, elle l'a réalisé profondément pour pouvoir à présent le reformuler et nous faire part à nous lecteurs et à nous soignants de cette épreuve réussie, de ce positif. Pour cette leçon de courage et de ténacité, il faut qu'on lui rende hommage, qu'on prenne exemple sur elle.

Dans cette solitude extrême où on en arrive à se parler pour entendre quelqu'un, tant le vide se creuse jusqu'au vertige et vous aspire toujours plus loin, il y a eu les autres, tous les autres auxquels j'ai tendu les bras. Et quel positif, Docteur L'Ange, que ces autres me lançant d'en haut des signes fraternels et même sans le savoir, chaque signe de plus me faisait monter vers eux une marche supplémentaire me tirant hors du tombeau. Ces autres pouvaient être le facteur écrivant un mot gentil sur mes chéquiers trouvés dans la boîte à lettres, ou ma voisine m'apportant une portion de son plat du jour, ou encore ces voitures des gens de l'impasse où j'avais ma place, tant ils me voyaient grimper et regrimper la côte, remorquant la chienne et le panier roulant. Mes vieux amis, eux, médecins retraités, marchaient avec moi le dimanche, me laissaient, mine de rien, des pommes de terre pour l'hiver et des chocolats pour mes soirées. C'était là, de leur part, une phalange organisée, solidaire, allant des coups de fil au bol de soupe. Et si, le soir, je retombais dans mes ruines, du moins avais-je reçu d'eux une chose précieuse et gratuite, chère en particulier aux veuves comme moi, de l'amitié. Mais, vous savez, le positif du deuil, c'est un défi à relever et jamais acquis, une orchidée fragile, vite fanée, faute de soins appropriés. Une veuve évolue sur un terrain miné, des chausse-trappes et un rien la démontent. Aussi, passer de ce mazet qui fut nôtre, où Jean est mort, à cet appartement citadin où il ne sera jamais, ai-je poursuivi cette idée fixe du « tenir debout » et me suis-je acharnée, après cette année terrible de survie, à revivre. Mes affaires et mon statut désormais en ordre, j'ai fait l'inventaire.

Positif, mon appartement l'était et l'est resté, un espace vierge à la fois et meublé de mon passé, un abri où se cacher, une porte pour en sortir, plus chez nous, hélas, mais chez-moi.

Positif, mon retour à la religion, ô combien, j'allais me relier à d'autres frères et la foi ne se vit pas toute seule. Là-haut, sur les collines, je ne me souciais pas d'offices ni de rites, je me battais nuit et jour dans l'urgence. En bas, voilà que Dieu se refaisait entendre, Il ne m'avait d'ailleurs jamais quittée ! En allant à l'Église de la Réforme je le retrouvais sans cette tutelle d'une institution d'un autre âge.

Oh oui, positive, cette communauté de mes frères d'adoption et là aussi, j'avais beaucoup à apprendre, je suivais parfois en raclant les pieds, fidèle hybride et tard venue parmi eux, mais je courais au culte et, des années après, j'y cours encore.

Positif a été pour moi de recharger mes piles sur le sacré, car mon deuil a emporté avec lui la norme des choses et la vie à deux. Alors, vaille que vaille, je me tiens en équilibre sur le fil de la transcendance, en tension perpétuelle entre le ciel et la terre, le visible et l'invisible. Oh oui, encore une fois, Dieu est positif plus que tout.

Madame Desruisseaux nous parle là des autres, des « petits quelques choses » des autres. C'est le facteur lui annotant un petit mot agréable, les voisins lui réservant une part de leur repas, partageant un sourire, un coin de voiture pour descendre et remonter faire les courses, des amis qui reviennent, un coup de téléphone. Les gens seuls dans ce silence pesant, comme elle le dit très bien, ont besoin de parler pour se rassurer de ne pas être sourds. Un coup de téléphone, quelqu'un à quelques mètres, à des kilomètres, pense à vous à ce moment, se relie à vous pour vous parler : c'est une éclaircie dans la sombre existence. L'autre au quotidien, la petite chose de l'autre font plaisir aux personnes qui sont dans sa situation. Cela est fondamental et ce sont de vrais chemins de halage qui tirent la longue péniche du deuil avec sa cargaison de solitude. La religion aide aussi, remarquons le retour fréquent de Madame Desruisseaux à écrire et à parler de la religion. Le culte régulier, le culte tous les dimanches, je sais en début de semaine, en milieu de semaine, en fin de semaine, que dimanche, je pourrai aller au culte dans ma paroisse, trouver les gens qui ont la même foi, là aussi se retrouver. Ils y ont pensé, comme moi, on se retrouve dans un endroit, que l'on aime, que l'on affectionne, que l'on entretient. Le pasteur vient parler de Dieu, nous réconfortant, nous donnant des exemples se noyant dans la vie, l'histoire du temps de l'infini, du temps dans la Bible, le Nouveau Testament. Il nous raconte des histoires vécues, ses rencontres, ses réflexions, un réconfort. Ces chemins de halage tirant ces péniches se rejoignent et lors de ces cultes, lors de ces réunions auxquelles la religion et Dieu sont présents, la péniche peut prendre l'écluse et remonter, remonter le courant terrible de la vie et du deuil qui l'emporterait sinon lourdement, lentement. Là, au contraire, elle peut remonter et continuer son cheminement.

Un jour, à force de coup du sort et de se forger cette nouvelle identité de chiffre impair, de se prendre en charge à tous les niveaux, de vouloir tenir debout, je me suis aperçue d'une chose. Il me restait beaucoup à apprendre, certes, et des larmes à verser, mais j'avais grandi.

Du coup, puisque vous m'invitez à poursuivre cet inventaire, vais-je enquêter du côté de ces bons moments que me réserve encore l'existence, où mon deuil reste entier sans m'empêcher, par instant, d'être bien et même euphorique.

Il faut bien faire comprendre que la vie continue, qu'après un deuil, une existence est possible. Il est fréquent de dire aux gens qui sont dans un mal-être existentiel présent que suivant leur âge, ils ont 20, 30, 40 ou 50 ans encore à vivre. Est-ce qu'ils vont les vivre dans ce malheur ? Pour l'endeuillé cela est un peu particulier. La dépression qu'il ressent, le mal-être qu'il ressent n'a rien à voir avec une dépression réactionnelle à un conflit ou une dépression endogène, une maladie. L'endeuillé est confronté à la finitude, il pense donc que son état est définitif comme la mort du proche. Mais il lui reste la capacité d'être heureux, la capacité d'être euphorique comme nous dit Madame Desruisseaux. Il faut donc stimuler cette compétence qui va le tirer vers la faisabilité du deuil. Il faut donc lui indiquer, lui demander de raconter des petits moments de bonheur, l'odeur du pain lorsqu'il achète sa baguette quotidienne, l'odeur de l'herbe coupée, la couleur du mois de mars, les arbres en fleurs dans la campagne, le bonjour de voisins, une mélodie agréable. Il faut que des petits bonheurs existent, des petites pointes d'euphorie qui vont se rejoindre pour que le deuil puisse être métabolisé.

Tenez, ce matin, une fois de plus, j'avais rendez-vous avec le soleil, postée dans le coin-cuisine de mon aéronef, par-dessus les toits, lampes éteintes pour éviter toute concurrence, tartine en main et café au lait fumant, je l'attendais pour 6 h 57. Ça va si vite alors qu'il est là et déjà parti, cette touche rose à l'horizon, derrière les cheminées, c'était lui, posé comme un baiser qui ne dure pas. Et c'est presque l'aurore l'instance la plus belle, juste au moment où tout frémit, car tu vas te lever, soleil, et avec toi, les promesses du jour. Chaque matin, je me sens exister. Ce goût de la vie, je l'ai en bouche depuis toujours et il persiste malgré l'adversité, c'est en moi une évidence, une force qui va, une flamme nourrie d'elle-même. La vie, oh oui, c'est positif !

Il y a ces bons moments améliorant l'ordinaire de cette vie où évoluer seule et conduire son train. Au café, je m'installe volontiers, j'y ai mes habitudes, l'hiver derrière les vitres, là où les gens passent sur le boulevard et l'été, à la terrasse sous les micocouliers. C'est un arbre qui me ravit, il a tout pour lui, aussi l'ai-je défendu autrefois dans la presse et aujourd'hui, je passe les saisons en sa compagnie. Au café donc, je fais la pause, revue en main ou livre ou bloc-notes, une tasse de thé à portée, un verre de menthe fraîche, selon, ni seule ni accompagnée, à la fois en société et dans ma propre intimité. Je vis là ma vie autonome. Jean n'aimait pas les cafés, aussi n'y ai-je pas de souvenirs à chasser et le passé me laisse tranquille. Personne ne m'attend chez moi, j'y serai en cinq minutes, quand bon me semblera. C'est un bon moment.

Mais, il y en a d'autres, voyez-vous, tout ce petit monde de celles et ceux que j'ai rencontrés et fréquentés depuis mon deuil, s'il ne comble pas mon chagrin, le tempère, l'occupe, l'atténue, en surface du moins. Ces nouveaux venus, je les ai cherchés furieusement et à corps perdu, après la mort de Jean, non pas pour le remplacer, chose impossible, plutôt pour survivre, baliser le terrain, planter des repères sur les ruines, enfin, qui sait, habiter mon deuil. Sortir du trou, c'était chasser les autres, me risquer dans l'inconnu, me jeter sur les pistes vierges. Et, au coup par coup, je suis allée, à tâtons, d'un repas réformé par-ci, à la Maison protestante, centre nerveux de l'église, à une conférence par là, d'une kermesse à un ciné-club et d'un cours de retraités à une réunion de quartier. Ainsi, par-dessus les soustractions infinies de mon deuil, plus de mazet, notre espace, plus de vie à deux, de partage, de relais, plus d'épaule, de repos, plus de Jean, enfin, j'ai additionné les nouvelles figures, hier étrangères, tout un monde aventureux, compensatoire. Et positives, l'une après l'autre, addition par addition, toutes ces veuves de rencontre, mes sœurs en viduité, avec lesquelles, Docteur L'Ange, je passe (et j'y arrive) de bons moments. Des veuves comme moi, il y a foule où que j'aille, les maris, moins résistants, meurent avant elles, rendant les veufs rares, tels des trèfles à quatre feuilles, et par conséquent très recherchés. Je fréquente donc mes semblables et collectionne les échantillons variés de ces dames seules et ne l'ayant pas toujours été. Chacune a son chagrin qu'elle porte en bandoulière et son défunt est différent de celui des autres, son histoire aussi. Ces maris disparus et regrettés nous accompagnent en pointillés et il est souvent question d'eux, même si on n'en parle pas. Le veuvage, pour certaines, est un volcan jamais éteint et qui parfois se réveille. Ensemble, on se soutient. Aussi je m'attable avec elles, je les reçois, les visite, vais les chercher, les raccompagne en leur donnant le bras, leur téléphone, les écoute, leur raconte, les secoue, les console, bref, participe à ce club des Impaires que nous sommes devenues, ayant perdu au masculin le chiffre pair de notre duo. À ce train, chaque veuve fait entendre sa note, toujours un rien désaccordée. Je leur ai donné des surnoms, Violette qui se tait, Angélique et son refrain : « c'est dans la Bible ! », l'Invisible en attente de visions, Mona et ses croix sur son passé, Soraya enfin, impériale, irrésistible, nous embarquant sur ses terres, car elle seule conduit. Une fois là-bas, vous n'imaginez pas, Docteur L'Ange, les après-midis chaudes que nous passons ensemble sur fond de cordial ou de tasses de thé vert. Le ton monte vite, chacune y va de ses soucis, les belles-filles sont mises en cause sinon en pièces, les gendres critiqués, les petits-enfants ménagés, la société évaluée sur le thème de : « où va-t-on ? », les églises interpellées malgré les réunions œcuméniques. À écouter certaines dans leurs souvenirs, leurs maris ont été exemplaires et nous font rêver. On verse une larme, mais les rires fusent, les unes remontent les autres et déjà, car le temps passe, il est question de la prochaine fois. On s'est sentis solidaires et j'ai vécu là un vrai bon moment.

Exister, j'y reviens, même dans le malheur, c'est positif, se sentir vivre par tous les bouts, goûter les plaisirs de l'être, respirer, expirer, couler dans le sommeil, se faire glisser de l'eau chaude sur le corps, se beurrer des tartines et les tremper dans le chocolat fumant, ouvrir un livre sur une histoire neuve, et écrire, écrire, créer des phrases avec des mots, laisser sa trace sur une page blanche. J'aimais tout cela avant mon deuil. Mais, ce qui m'importe maintenant, c'est d'aimer la vie encore et autrement, sans lui et avec mes seules ressources. Jean, j'ai parfois l'impression que tu es mort pour me laisser la place, continuer à ma manière et la rendre positive.

Aveu

Décidément, ce texte à deux têtes se révèle de la haute voltige sur un fil à haute tension. Je sors de nos entretiens toute secouée et ce retour chez moi n'est pas facile. Écrire à deux voix, comme nous le faisons, me tient quasiment lieu d'électrochoc. C'est entendu, vous êtes le co-auteur du projet, le mentor de ce parcours à deux, mais c'est moi le Télémaque qui me tord les pieds, tombe et me ramasse. Je viens de vous lire ce dernier chapitre et il vous a paru insuffisant. À vous entendre, je suis une fois de plus hors sujet, en surface plutôt qu'en profondeur, surfant sur les mots au lieu de plonger carrément.

« La philosophie va plus loin que la poésie…, me dites-vous… vous êtes une littéraire, développez ce que vous écrivez, donnez-le à lire… »

Ainsi, quand je fais du sentiment, vous m'invitez à en sortir, et quand je structure, vous me réclamez un lyrisme qui s'épanche. « Ce n'est pas un essai, précisez-vous, ni un roman, mais une évaluation. »

Allons bon ! Je m'y perds un peu et tâche de comprendre. Cette marche à deux sur du papier, moi pour le matériau, vous pour les commentaires, moi pour le terrain, vous pour la boussole, tient de l'épreuve de fond et il y faut du souffle. Toute secouée que je sois par cette écriture accompagnée et innovante, je reste sous contrat. C'est vous le soignant et moi la patiente. Vous œuvrez là pour mon bien et je n'en ai jamais douté, jamais. Ainsi, je reprends le sujet et vais tâcher de répondre.

Où est Jean ?

Il y a ce cadavre, de ce jour de septembre, et c'est celui de Jean. Je me tiens à son chevet, ce soir-là, à l'étage du mazet. Les rideaux tirés, une veilleuse allumée, je suis seule avec lui. Étendu sur notre lit, il repose, arrangé au mieux par les services funèbres, mais la trace du spasme final reste marquée sur sa lèvre inférieure, en preuve visible de son dernier combat. Cette cicatrice me mord le cœur. Je lui ai fermé les yeux sur ce monde, caressé le front, les mains. Et je ne bouge plus. Je serre si fort le crucifix en bois posé d'habitude sous la lampe qu'il me rentre dans la peau. Mon vieux missel, bourré d'images, reste fermé. À quoi bon les « requiem » et les « De profundis », ce sont des formules pour les autres. Je préfère me taire ou parler avec mes propres mots. Plus de salive en bouche, pas de larmes, le désert m'a envahie, je suis un puits soudainement tari. Le courant a sauté, c'est la panne sèche, j'ai disjoncté et l'incroyable est arrivé.

Madame Desruisseaux est effondrée à côté du gisant de son mari. Dans notre société, les gens sont très peu souvent en contact avec des morts et lorsqu'ils le sont ce sont des morts proches, les cadavres de leurs proches. Cela est un phénomène d'amplification encore plus étonnant de la crainte de la mort et du tabou. Avoir un père, une mère, un enfant, un conjoint avec qui on a partagé des moments, des semaines, des années, toute sa vie qui est étendu, gisant inconscient, ne pouvant communiquer, dont la destruction a commencé, est incroyable. Ce n'est plus la réalité, c'est un autre monde, c'est une épreuve, un cauchemar. Madame Desruisseaux nous le dit bien, ils sont là, présents et déjà partis dans leur corps, qui n'est plus de la même couleur, de la même essence, et leur conscience ? Les médecins, qui, eux, par leur profession, leur engagement, sont beaucoup plus en contact avec les mourants, les morts et les cadavres, ainsi que les soignants, notamment les infirmières, les infirmiers, les aides-soignantes, les aides-soignants, doivent réapprendre et demander à réapprendre aux gens ce contact avec la mort, à faire la différence entre le cadavre, les rites funéraires qui vont lui être appliqués et la conscience du souvenir, du devenir du mort. Il est important de soulever ces problématiques, ces questions, de les attaquer, de les affronter pour que la vision de la mort s'adoucisse, pour que cette vision soit possible.

C'est là mon premier cadavre et avec lui, j'apprends ce qu'il en est. Or, devant ce gisant inerte, ce qui s'est passé me soufflette. Si je hurle, il ne m'entendra pas, si je l'appelle, il ne me répondra pas, si je le touche, il ne bougera pas et si on vient m'assassiner, ce soir, dans cette maison solitaire en garrigue, il ne me défendra pas. Et pourtant, c'est le même Jean, mon compagnon de quarante années de vie. Ou plutôt, il s'agit de son cadavre et un cadavre, c'est définitif. Alors, pour tenter de te retrouver dans cette dépouille rigide et trop bien arrangée sur un lit de parade, je te cherche ailleurs, à l'intérieur de moi-même. Car ce n'est pas possible, ce cadavre-là ne peut pas te contenir, te délimiter, te suffire ! Jean Desruisseaux ne peut en rester à cet état de momie qu'on a embaumée pour la rendre supportable. Où sont passés ces charmes qui régnaient sur mon cœur, cette voix douce si bien timbrée, faite pour chanter dans la cour intérieure de notre vieil hôtel particulier à balustres du centre-ville. Cette voix qui était ma musique de chambre, je ne l'entendrai plus ? Et tes mains, comment vivre sans elles, tes mains sur le piano ou sur le clavier de l'orgue, tes mains sur la raquette de tennis ou la cisaille du jardinier, tes mains sur les outils, tes mains de médecin, tes mains enfin sur moi et surtout ma main dans ta main qui t'était indispensable ? Des années durant, tu m'as tenue par la main avec une insistance telle que ta vie paraissait en dépendre. Dehors, dedans, assis, debout, chez nos amis, en visite sur leurs canapés, en promenade ou en famille, en toute occasion, tu me prenais la main. Elle était ta propre chair, le signe visible de notre intimité, la preuve affichée de cette vie à deux qu'il fallait épouser jusqu'au bout, sinon trahir. Ça comblait ton exigence infinie, ça te rassurait et moi, j'en roucoulais d'aise. Au cinéma, à peine en place, côte à côte, tu accrochais mon pied au tien et nous restions ainsi le temps de la séance, rivés l'un à l'autre, cousus ensemble, inséparables. Et que dire, à l'heure de la sieste, du bien-être de nos corps après l'amour, sinon se taire sur ce qui seuls nous concerne ? Ce Jean-là ne peut pas décidément en rester à ce cadavre que je veille. À écouter mon cœur en peine, quelque chose me le dit, il a trouvé la sortie.

À la mise en bière, cela a été bien pire, la mise en boîte d'une déroute sans fards ni apprêts qu'on a hâte de cacher aux vivants. Déjà, aggravé, le cadavre se défaisait, heurtait les parois du cercueil, la mort besognait, la corruption était en route, brouillant les traits, semant la panique sur ce visage qui avait été pour moi tout le bonheur du monde. « Je ne le verrai plus… » ai-je alors hurlé en silence quand le couvercle de la bière s'est vissé dans un crissement horrible qui vous déchire le cœur en morceaux. « Je ne le verrai plus », celui auquel je m'étais vouée pour toujours. Ce qui m'a soutenue dans ce désespoir inimaginable pour les autres malgré leurs paroles de consolation, c'est cette intime conviction. Sentant venir la crise ultime, Jean a dû soupirer « enfin ! … », car il en avait assez de cette vie réduite à ses handicaps.

Et je l'ai aimé assez, je l'aime encore assez pour le laisser partir.

Maintenant, qu'en est-il de Jean ? Son cadavre, incinéré selon ses vœux, a été répandu, par mes enfants et moi, poignée par poignée, sur cette terre du mazet, son tombeau à l'air libre. « Rendu au cosmos », comme il le voulait, sa dépouille n'est plus que poussière. Mais, sa mort, elle, n'en a pas fini avec lui et la conscience qu'il a de lui-même. Devenu, je le crois, « corps spirituel » dans une autre dimension que la nôtre, il est vivant. Et j'apprends à continuer à la fois sans lui et avec lui, en rupture selon la chair et en communion selon l'esprit. C'est la quadrature du cercle pour la terrienne que je suis ! Là où est Jean, ce n'est pas tant le purgatoire, une invention de théologiens en mal de repentance, que le salut en gestation, dégagé de l'accessoire, du tohu-bohu de la terre. Et déjà, hors du temps, il ressuscite en privé et en Christ, en attendant de le faire avec tous à la fin de ce monde. Et déjà, lui pousse ce corps glorieux à mesure qu'il se transcende. Je lui parle, ça m'arrive, même s'il me faut l'écouter avec des oreilles célestes. Ses photos me suivent de pièce en pièce. Jean disait à son entourage, persuadé de ne pas vivre vieux, et à mon propos : « Elle vivra de ses souvenirs… ». J'en vis, c'est vrai, et nous ne vieillirons pas ensemble. Nous communiquons au mieux, je pense, dans la musique. J'écoute les cassettes qu'il a enregistrées et parfois, j'entends sa voix, une émotion que je supporte désormais. Dans l'urgence, je l'appelle et j'insiste, car là où il est, on doit planer, voir les choses de haut, surfer sur nos soucis : « Jean… à ton tour, intercède… » Et je le sens solidaire, à sa manière. N'empêche ! Où qu'il soit, il me manque tant cette mort m'a rompu le cœur et cassé mon bonheur et la norme des choses. Les couples, que je croise se tenant par la main, me font si mal que j'en ai les larmes aux yeux. Il y a des moments où je le cherche en vain, où il me manque à mourir, où la solitude m'écrase au fond d'un puits. Seule à prendre des décisions, à conduire ce qui me reste de vie, j'enrage de chagrin et de fatigue. Que m'a-t-il donc fait, au fond ? Il m'a fait qu'il est parti ! Et je pleure comme on saigne… souvent, dans mon lit, dans la rue, n'importe où, ça m'est égal, tout m'est égal. Un rien ouvre les vannes, les gens deux par deux, les scènes de câlins sur le petit écran, des lieux piégés de souvenirs, un mot, une allusion et je suis en larmes. Un corps spirituel, même glorieux, est alors moins secourable que son épaule de chair. Mais il y a des moments où je le trouve, où je le sens près de moi, bénéficiant de la hauteur où il vit désormais. Car, débarrassé des couacs de la vie d'ici-bas auxquels il était si vulnérable, de son impatience chronique, de son anxiété vivace, Jean m'est toute grâce et règne plus que jamais sur mon cœur. Ce sont là nos émois partagés. Et là où il est, je finirai bien par le rejoindre.

Alors, où est Jean, finalement, Docteur L'Ange, en moi-même, toujours, et en creux dans ma vie, mais surtout en Christ, dans l'attente de la fin des temps. À la Résurrection finale, je le retrouverai dans son corps glorieux. D'ici là, et connaissant son impatience, je prie chaque soir le Seigneur de notre foi de lui accorder une musique d'accompagnement sans la moindre fausse note. Mon cher amour, bonne sieste !

Repose en Paix.

Cette nouvelle relation déchirante que nous décrit Madame Desruisseaux est une réalité entraînant en nous une nausée, nous projetant dans nos chagrins futurs de perte. Ces lignes et ce vécu sont admirables tout en nous faisant frémir d'angoisse. Elle a bien vécu la finitude, la mort. C'est un instant de non-communication où l'autre n'est plus, seul reste son corps qui va rejoindre la nature, sa nature, son environnement. Ce corps ne sera plus comme avant ne sera plus celui d'avant. Les rites funéraires nous le cachent, les cadavres sont cachés aux vivants. Elle évoque aussi une conscience différente, cette « conscience » différente de l'autre, du mort. La « conscience » d'à présent qu'a le mort de lui-même et la relation qui rentrent dans cette croyance religieuse de Madame Desruisseaux. Tous les gens endeuillés vivent cette relation complexe. Dans notre société, le monde médical qui doit normalement accompagner, aider n'évoque jamais cette relation. On a peur et il est inconvenant qu'un soignant puisse demander si un veuf, une veuve ou un orphelin évoque son père, sa mère, son conjoint, si un frère venant de perdre sa sœur lui parle en venant sur sa tombe ou en regardant son urne après son incinération. Personne n'en parle, c'est inconvenant, cela n'est pas normal, cela ne doit pas se faire. Nous sommes dans une société d'une rigidité, d'un puritanisme à ce niveau qui écrase les gens endeuillés. Tous les gens endeuillés évoquent les morts, ils ont une vision eschatologique de leurs défunts. Un lien persiste, des souvenirs, des rituels personnels, des croyances. La société avait auparavant une ligne de conduite religieuse qu'elle maintenait et que le groupe faisait perdurer pour que l'individu ait un fil conducteur. Actuellement, il est vrai que chacun des participants de notre société a sa propre conception : certains croient à la réincarnation, une réincarnation édulcorée, d'autres croient au trou noir, mais peut-être que ? Certains restent chrétiens, d'autres évoquent de nouveaux courants faisant peur à nos églises. De nouvelles religions se sont fortement implantées sur notre territoire. Certains enfin s'investissent dans un ésotérisme que d'autres considèrent comme malhonnête. Chacun de nous a une idée, une croyance, chaque membre de nos sociétés croit un peu à sa manière. Le seul fil conducteur, l'intérêt, est que les gens qui ont perdu un être cher gardent un contact avec le défunt. C'est donc un devoir des soignants de le reconnaître. Il est hors de propos de suggérer, de conseiller, de diriger, d'ailleurs cela n'aiderait pas forcément, cette conduite pourrait même créer un mal-être supplémentaire. Mais il faut reconnaître. Reconnaître en écoutant, sans juger, sans lever le coin de l'œil, montrant une interprétation, une approbation douteuse, reconnaître que l'on peut croire que le défunt que l'on vient de perdre est dans un arbre, que l'oiseau qui chante est un signe de sa présence, que les symboles religieux qui envahissent nos cous, s'appuyant sur notre rachis cervical, sont un lien à autre chose, sont une croyance pure pour chacun de nous qui les porte. Reconnaître, écouter et essayer de comprendre cette solitude invivable sans encourager. Reconnaître. Le courant des soins palliatifs l'admet du bout des lèvres, mais a le mérite de l'admettre. Les aumôniers, les religieux sont présents dans les associations et dans ces mouvements faisant participer la réflexion. Imbibés de leurs croyances, les soignants doivent admettre et écouter en reconnaissant ce besoin et la vérité propre du chagrin de chacun.

Agonie

Ma mère est décédée il y a quelque temps. Je lui tenais la main, humectais ses lèvres, caressais son front, lui parlais : « Maman, je suis là… ne t'inquiète pas… Dieu est bon ! » Le regard fixe, la bouche grande ouverte, elle me paraissait déjà ailleurs. Mais sait-on jamais ? La perfusion l'empêchait de trop souffrir de la soif, les soignantes faisaient ce qu'elles pouvaient, moi aussi. Son cœur s'obstinait à battre. Je restais là des heures, fascinée par cette bouche ouverte sur le cri muet de son agonie. Le cerveau avait disjoncté, l'angoisse l'avait quittée, restait seul ce corps exsangue, échoué comme un poisson flasque sur le rivage. Ses doigts bleuissaient, ils retombaient sous ma pression, inertes. Elle a fini par mourir, délivrée d'une vie à laquelle elle ne tenait plus depuis longtemps.

Une fois encore, je me suis chargée des funérailles et ai déposé sur ses cendres une photo de mon père pour lui tenir compagnie. Son urne repose à côté de celle de son époux, décédé il y a deux ans, et assisté alors lui-même et par mes soins d'une photo de sa muse qu'il a peinte et repeinte sur tous ses tableaux. Mes parents sont là, réunis dans le tombeau d'un cimetière de campagne.

Depuis, ce deuil a suivi son train rituel. La succession est en route, le notaire branché, ma sœur d'Oslo a passé un mois ici. On s'est partagé les bijoux maternels, les œuvres de mon père, on a vidé la chambre de la maison de retraite, gardé pour nous quelques chemisiers d'elle et, à bout de dépouilles, avons découvert dans les bras l'une de l'autre, que déjà veuves, nous étions maintenant orphelines. Après son départ, j'ai dû en finir avec les démarches auprès des caisses de retraite, assurance maladie, impôts, téléphone, télévision, tout ce qui fait rayer un défunt des listes et registres de notre société. Ainsi gorgée de la mort jusqu'à ras bord, ai-je vidé avec ce deuil maternel la coupe amère de mes proches.

Le terme

« Et maintenant, me dites-vous, à l'un de nos entretiens d'alors, comment allez-vous vieillir, continuer votre chemin, après ces fins de vie de vos parents et un quotidien plus allégé ? » Et il ajoute : « Il vous reste dix ans de bon devant vous. Après l'âge sera sur vous… sortez, voyagez, vivez pour vous. »

L'accompagnant, bien que cela semble déplacé ou hors de propos, doit faire prendre conscience et verbaliser nettement, je dirais presque d'un ton un peu sec qu'il reste à l'endeuillé, dix ans, vingt ans, trente ans, quarante ans à vivre. Le malheur passé, la vie va continuer. C'est une réflexion ré-énergétique, troubler l'endeuillé pour détourner son attention de ses malheurs qui lui déchirent le ventre, l'attirer dans un autre espace, une perspective. Une perspective, au sens artistique du terme, un point futur qui paraît inaccessible, mais qu'il atteindra. Il vous reste dix, vingt, trente ans, quarante ans à vivre, que va être cette vie ? Comment allez-vous engendrer son espace ? Comment allez-vous engendrer son mobilier, ses limites, ses couleurs, les personnages qui vont l'habiter ? Projetez-vous, organisez-vous, vivez ! C'est un conseil, une démarche, une suggestion forte que l'accompagnant ne doit jamais oublier.

Le docteur L'Ange est un mentor sans faille. Je suis prévenue de ce qui m'attend et que le temps presse ! Mais je tourne à vide. Plus de trajets répétés à la maison de retraite, de linge, de biscuits à remorquer, de vieillard à materner, à contrôler, à supporter. Cela me soulage, bien sûr, tant je suis épuisée, c'est aussi une baisse de niveau que je ressens, une dégringolade à fond de cale. Et je n'ai envie de rien que de mon lit et ne plus en bouger. Pourtant, la vie est là, à ma porte, et si j'ai terriblement besoin de souffler, j'ai aussi terriblement envie d'exister. Comment vais-je vieillir et cueillir à la fois ces fruits d'arrière-saison tellement mûrs qu'ils laissent en bouche un goût d'achèvement. Voyager ? Je ne connais toujours pas Londres ni le Maroc et retourner en Italie est tentant. Rien que d'y songer, j'ai déjà mal, car ou bien, je serai là-bas sans lui ou bien il n'y sera jamais avec moi. Paysages nouveaux, monuments, musées, à l'avance je me sens veuve de Jean, diminuée, appauvrie de son regard propre, de ses réactions, veuve de nos échanges à la sortie de temples visités, de sanctuaires inédits, d'horizons vierges. Notre passé de voyageurs endeuille mes voyages futurs. Ô mélancolie, tu me tiens ! Mes valises restent vides, car on ne part pas à froid, sans motif, sans désir. Je le ferai, peut-être, selon votre souhait, Docteur L'Ange, si l'occasion m'en est donnée. Il me faudra alors renaître une fois de plus des cendres de mon deuil et le temps de Jean est passé. Sortir, me suggérez-vous. Je sors tant que je peux, menant mon train ordinaire, privilégiant l'amitié partout où je la rencontre, défilant les cours culturels, les bridges, les sorties de paroisse, les conférences, les kermesses, ciné-clubs, les visites de malades en aumônerie, les veuves, les visites à mes enfants, et de bons moments de grand-mère. Une innovation, un abonnement à la saison lyrique. Au bras de mon aîné, j'ai repris le chemin de l'opéra, retrouvant là un amour de jeunesse. J'écris toujours. C'est mon oxygène, mon art, ma tapisserie de Pénélope. À la dix millième page de mes mémoires rédigés à la main et sans interruption en cinquante ans sur des cahiers à spirales et petits carreaux, je fêterai l'événement. Dans ce jardin romain, clos de murs, arboré de cyprès et d'un ginkgo biloba géant, je m'attablerai avec mes proches pour rendre grâce à l'écriture et aux joies créatives qu'elle m'a données. À cette fête il ne manquera que Jean.

Par contre, je n'ai pas encore rencontré d'homme de compagnie, cette espèce rare en voie de disparition et vite accaparée par les veuves en nombre. Il me le faudrait sur mesure, libre et au moins de mon âge, de bonne santé et sans trop de famille, les enfants des veufs sont vite jaloux, épris d'exclusivité. Je le voudrais platonique, un ami, pas un amoureux, soucieux de partage et de casser nos solitudes, un compagnon pour sortir, s'attabler après le concert, chacun payant son écot par souci d'indépendance. Entre nous, pas de tracas domestiques, chacun chez soi et, sur rendez-vous, le plaisir civilisé de goûter ensemble nos derniers jours. Cette amitié au masculin-féminin, est-ce si difficile à pratiquer, à l'automne de nos jours, quand se sont apaisées les ardeurs du sexe et que solitaire, il est doux d'avoir de la compagnie ? Ce serait bon, sur rendez-vous, de vieillir à deux comme du bon vin ! Vous me l'avez souvent souhaité, Docteur mentor, cet homme de compagnie, cet ami de fin de vie, étranger à mon deuil, mais sensible de cœur et d'esprit. J'ai peur que ce soit là un trésor dont je doive finalement me passer.

Avec ça, je me sens sérieusement vieillir…

« Comment ? », me demandez-vous. Ah, Docteur, vous êtes insatiable ! Vous m'invitez à vivre ma vie dans le temps qui me reste et, à peine avouée quelque fatigue, vous me tirez vers le vieillissement. Mais je vous suis, cher mentor, votre Télémaque a beau parfois racler des pieds, elle vous suit comme un handicapé moteur relié par un fil à son seul guérisseur. Et j'avoue… : « Oui, je vieillis, je vais vieillir, je vieillirai, puis je mourrai… » L'âge est sur moi, sans équivoque.

Et je m'imagine, pour vous répondre, octogénaire et même davantage, une vieille dame devenue. Regarde-toi, Marguerite dite Margot, épouse Desruisseaux, les orteils déformés, les doigts tordus, gonflés au point de porter une alliance élargie, les cervicales en bouillie, un lumbago chronique, une canne pour l'équilibre, tanguant de plus belle sur les trottoirs, surveillée de près par tes petits-enfants te lançant : « Attention, Mamie, tu chavires ! ». Ma carcasse est un bateau ivre, j'avance en zigzag, heurte les murs et les passants. À ce train, ce sera bientôt la mise à la ferraille. Mes cheveux sont tous blancs, me lever chaque matin est une aventure. Le teint, lui, reste frais, c'est ma coquetterie, l'estomac invulnérable, la tuyauterie fonctionne, et les artères résistent à mon goût prononcé pour le vin doux et les petits gâteaux. Vous me grondez et me prêchez régime, Docteur révérend. Bah ! en compagnie des veuves qui me restent, je vide ma théière sur mes dernières folies. Mais je rétrécis à vue d'œil et si je vais au culte chaque dimanche, je n'y cours plus, les cours pour retraités, je m'en passe, l'opéra, je l'écoute sur cassettes et je m'endors devant la télévision. On me dépose à domicile des repas tout prêts, ça m'évite de cuisinier. Et si je vais aux halles chaque matin, c'est par plaisir plutôt que pour m'approvisionner. Ce qui comptait hier paraît dérisoire, la mode, la politique, la météo me font sourire, le monde déborde de bruit et de fureur, je vote encore centriste pour éviter le pire et chaque jour se suffit à lui-même comme s'il était le dernier. Reste l'essentiel… Être fidèle à soi-même et cela jusqu'au bout. Et justement du petit bout de ma lorgnette, je vois diminuer les choses de ce monde et grandir ce vers quoi nous allons. Au mur de ma chambre, à côté de mon secrétaire, j'ai accroché, sur ma droite, un ange de Botticelli en carte postale et, sur ma gauche, posée sur le poste de télévision, la Vierge noire du mazet. L'ange est en prière, les cheveux bouclés, roux et ceints de laurier, les yeux clos, les lèvres à peine relevées d'un sourire, le menton en pointe au-dessus d'un col de dentelle. Pas un grain de peau, pas un pli, pas un trait de ce visage qui ne se concentrent sur ce qu'il contemple. Et moi, je le contemple contempler. Sa vision intérieure l'illumine, et s'il levait alors les yeux sur moi, j'y verrais assurément le reflet de son dieu et j'en mourrais sur le champ pour le rejoindre. La Vierge du mazet, elle, placée des années durant sur la cheminée du séjour, est à peine une silhouette taillée dans du bois ramassé sur la plage de nos vacances puis passé au brou de noix par Jean, ce qui l'a rendue noire. Bien modeste et rustique à côté d'autres madones, elle les dépasse ô combien à mes yeux. Car le visage effacé, tout juste distinct, elle élève dans ses bras un enfant qui seul paraît compter. C'est bien là, à mes yeux, une mère et mieux encore, la nôtre, notre Mère selon l'Esprit. L'ange et la Vierge me tiennent compagnie.

Je pousse toujours votre porte du doigt, Docteur L'ange, après avoir sonné, et même si ce doigt a plus de quatre-vingts ans, cette porte s'ouvre seule et c'est moi qu'elle attend. Je m'imagine alors monter lentement les marches de l'escalier qui sent bon, appuyée sur la canne et accrochée à la rampe. À ce train, je vous arrive à bout de souffle ! Quelle patience il vous faut pour cette vieille dame qui cause, qui cause, vous prend du temps et réclame soutien rapproché et écoute. Vous aussi avez vieilli et blanchi à force de cheminer sans vous ménager avec les douleurs de vos patients. Aussi la litanie des surnoms que je vous ai donnés s'allonge-t-elle d'autant, à la fois chevalier du sacré, croisé sans armure, gardien des rites, médaillé des apparitions, zélote de la bure et de la soutane, plus catholique y'a pas, plus marial non plus, expert clinique en miracle, docteur parfum, docteur global, docteur déontologie, docteur l'angélique, enfin, arrêtez-moi, je suis intarissable sur vos mérites. Excusez mes fantaisies que me permet mon âge certain, un goût des mots immodérés et une relation qui aura pris tout son temps. Avec ça, ma carcasse s'use, les rhumatismes me taraudent, la sciatique me tord, l'hiver, je tousse, l'été, je m'enrhume et mes cervicales sont en bouillie, la moelle épinière souffre, je traîne les pieds, tombe et retombe, me ramasse, c'est le tangage et le roulis, l'ivresse en marche, les vertèbres en balade finiront pas avoir ma peau. Vous gérez ma décrépitude et me quittez sur votre rituel : « Soyez bien… ». Déjà, je me sens mieux. Vous m'avez écoutée, répondue, secouée un peu et taquinée un rien sur mon protestantisme composite, car on parle à l'occasion de religion. Quant à mon deuil, vous l'accompagnez toujours et, grâce à vous, s'il reste entier, je le vis mieux et de plus haut. Je rentre lentement à Valclos, j'habite toujours mon appartement où les photos de Jean me suivent de pièce en pièce. Il n'aura jamais mon âge ! Voilà, Docteur mentor, ce que je vais devenir en vieillissant.

Mais ça ne vous suffit pas. À l'entretien suivant, vous attaquez : « Comment allez-vous vivre votre propre mort ? Comment vous la représentez-vous ? » Et vous insistez : « Vivre c'est mourir… » Là j'accuse le coup… j'allais dire que « vous n'y allez pas de main… morte ! » Depuis dix ans je baigne dans la mort des autres, celles de Jean, de Belle ma chienne, de mon père, de ma mère, une série noire de deuils à la chaîne. Et vous me demandez d'envisager ma propre mort, de l'anticiper, d'aller à sa rencontre, de la prendre dans mes bras en quelque sorte ! Pourquoi ? « Toucher le fond », me répondez-vous, c'est pouvoir remonter d'autant, et se libérer de ce qui fait mal ou peur permet de combler le vide. Je résiste et poursuis : « Savez-vous, Docteur, que vous touchez là un point très sensible ? La mort et moi n'allons pas ensemble. J'existe tellement ! »

Mais mon accompagnant « plus palliatif y'a pas » (encore un surnom) le sait et que penser sa mort et la vivre, c'est y pallier, y pourvoir… faire son travail auprès de moi. Alors, je me rends, c'est le contrat. Je vais mourir donc… si c'est pour être mieux, être vraie, et n'était-ce que par écrit. Par contre, je me demande bien… de quoi ? Pas de cancer, d'infarctus, de septicémie, d'indigestion, de malaria, de tétanos, d'anémie, de mélancolie, de tuberculose et encore moins de suicide. Tout cela ne me convient pas. Décidément, Docteur doloris causa, constatez que, même vieillie et vieillissante, la mort me hérisse le poil, me paraît une énormité, un scandale pour nous autres vivants, une incongruité, un… « Justement… » intervient doucement le docteur L'Ange.

C'est entendu, j'ai une idée… évaluer, analyser, toucher le fond, combler. Je vais vous raconter ma propre mort.

Ça sent l'éther et le désinfectant, le lit que je tâte m'est inconnu. Où suis-je et que m'est-il arrivé ? Je peux à peine bouger. Puis, je me rappelle… L'accident, un brusque écart en traversant, une voiture qui me heurte violemment et je tombe en arrière sur le crâne… plus rien, le trou noir. Je suis à l'hôpital. On parle autour de moi, j'entends… « état critique, il y a fracture… les radios… cervicales brisées… » Marguerite, dite Margot, épouse Desruisseaux, te voilà cassée en morceaux, le cou en miettes et je sens que ton goût de la vie ne suffira pas, cette fois-ci, à te sauver, c'est le gâchis là-dedans… et le trou noir encore. Du temps passe. J'ai sombré et j'émerge. Où suis-je décidément ? Et qui pleure ? Mes enfants sont là, me tenant chacun une main. « Tu vois, Jean, ils te remplacent… Mes bien-aimés, je m'en vais. Aimez-vous toujours. » Mais il y a foule ici, la chambre est pleine subitement, ils sont tous là, mes vieux copains du temps de l'internat, retraités si secourables, les veuves, mes sœurs, et ces frères de ma foi qu'on disait « séparés », les voici ensemble autour de mon lit. Je les vois mal et leur avoue : « Ne m'en veuillez pas, vous d'origine et moi d'adoption. J'étais bien chez les Protestants, si bien ! Je courais au culte. » Dans un coin de la chambre, on me fait un petit signe, discret, c'est là sans doute cet homme de compagnie que je finis par rencontrer. « Cher ami, il est trop tard, je vais vous regretter, on aurait pu s'entendre, entre veufs platoniques. Je reste, à l'évidence, la femme d'un seul homme. » Justement Jean est là quelque part et il m'attend. Encore un peu de temps, Seigneur, est-ce vraiment l'heure de tout quitter, ne peut-on raccommoder mes cervicales alors que les artères et la tuyauterie générale ne vont pas si mal ? Pas de rallonge possible ? J'aimais tant la vie ! À nouveau le trou noir. Puis je refais surface, la chambre s'est vidée, seuls mes enfants sont là qui s'embrassent, enlacés. J'en ai le cœur si réjoui, je peux mourir après avoir vu ça ! Ils sont penchés sur moi qui ne les vois plus et les entends mal. « Maman, tu es l'Univers ! » m'a dit un jour l'un et l'autre me voulait chez lui pour vieillir ensemble. Rien ni personne ne pourra jamais nous séparer. « Ne pleurez pas, là où je vais, je vous tiens les pouces ! » Le docteur L'Ange est là, je sens sur moi ses mains de soignant passant partout où ça fait mal. Je chuchote : « Avouez qu'il fallait bien un tel accident pour avoir raison de mon entêtement à vivre ! Mes cervicales étaient décidément mon point faible, vous l'aviez diagnostiqué et vous êtes un bon médecin. Me voilà en morceaux, je m'en remets à votre algologie, car je souffre beaucoup. Une fois de plus, aidez-moi, ramassez-moi en bon Samaritain que vous êtes… attention à mon cou ! Et ne me dites pas que je ne vais pas mourir, puisque vous avez toujours été vrai avec moi et moi vraie avec vous. Dieu vous bénisse, vous m'avez aidée, ô combien. Là-haut, si vous le permettez et en cas de besoin, c'est moi qui vous accompagnerai ! » Un grand trou noir… j'en ressors avec le psaume 62 : « … et je m'appuie à ce Rocher. Je ne crains pas de trébucher… Je fonde en Lui mon assurance ». Ce psaume du temps de Pâques, je le chantais au culte avec joie et je le chante encore à l'heure de ma mort. Il va me porter au seuil du passage. Je n'ai pas peur, car je vais à mon Père et il me recevra comme son enfant. Viens, Jean, donne-moi la main et partons.

Chaque endeuillé, dans la mort de son proche, projette sa propre mort, sa propre peur de la mort. Madame Desruisseaux est suffisamment intime avec elle-même, a une introspection suffisamment importante pour pouvoir exorciser cette vision par un style familier et presque humoristique. Bien évidemment, tout endeuillé ne peut pas vivre d'une manière aussi crue sa finitude, mais l'accompagnant doit être, lui, conscient de cette projection sans forcément la verbaliser, la dire à l'accompagné. Les réactions de certains accompagnés suggèrent cette crise profonde de l'être. Madame Desruisseaux, par sa sensibilité, permet un épanchement qui n'est pas possible pour tout le monde. Elle nous fait partager là une vision d'une mort dans un lit de mort. Elle me rappelle Pagnol et la mort de Panisse, entouré de sa vie, entouré des siens, entouré de ses amis, de ses amours, de ce qu'il a accompli. Dans une paix qui se dégage, dans cette bonhomie, dans ces draps propres, dans cette chambre aux meubles parfaits d'un homme qui finit bien sa vie. Pagnol décrit une fin de vie et tous ses intervenants, mieux que ne le ferait n'importe quel professeur de soins palliatifs. C'est un véritable cours sur le bénévolat et l'accompagnement.

Madame Desruisseaux en fait de même. Se projetant à la limite de l'humour dans sa propre mort, elle nous la décrit sur un ton familier et je dirai même avec une certaine fraîcheur. Cela nous touche. C'est son abandon à rejoindre son mari. La vie qui les a séparés s'accomplit, son œuvre se termine. C'est une leçon.

« Vous voilà morte… qu'est-ce qui se passe ? »

Cheminer avec ce docteur de mon deuil est décidément une escalade à vous couper le souffle ! Après ma mort à envisager, à écrire, à vivre, il me met l'au-delà sur les bras, me tire en pleine métaphysique, autant dire dans l'indicible. Allez ! Ne m'en veuillez pas. Si je réagis ainsi, c'est par émotion, par peur devant un tel sujet à traiter. Comment le faire ? Personne n'est jamais revenu de là-haut pour nous dire ce qu'il en était. Mais je sais que vous œuvrez pour mon mieux-être et que m'interpeller sur l'au-delà relève de votre thérapeutique. Alors, je vais essayer mon ascension ! L'au-delà, j'y crois, voyez-vous, ne pouvant accepter que la mort soit la fin de tout. C'est plus fort que moi. Ce Dieu qui nous a faits à son image ne nous laissera pas en poussière. Sinon, Il se renierait ! Jean est mort et a revécu autrement, ma foi s'y accroche et je refuse qu'il en soit autrement. L'éphémère ne peut nous suffire, les choses tourner court, ceux qu'on aime disparaître et leurs cendres rester en terre. Jean me disait : « Tu prends tes désirs pour la réalité. » Eh bien, mon désir de Dieu est si grand qu'il surpasse toutes les raisons du monde de ne pas s'y fier… et qu'il m'aidera à mourir. Docteur, mon cher accompagnant, je vais devoir vous quitter non sans émotion, car, déjà morte sur le papier et à votre demande, je vais sans tarder tenter d'escalader l'échelle du ciel, toujours sur le papier, pour vous répondre sur ce qui s'y passe. Je plonge ou plutôt, je m'envole.

De l'au-delà

La réflexion sur l'au-delà doit se réaliser.

Accompagnant toujours sans diriger, sans prendre parti, sans approuver même la réalité de l'au-delà ou la non-réalité, l'accompagnant doit écouter, doit rester ouvert. L'accompagné doit être une terre riche, vierge, mais sans tuteur. La graine qu'il recueille doit pousser vers son propre soleil, sa propre lumière. L'accompagnant est là pour nourrir, non pas pour diriger. Même, si actuellement, l'au-delà est une vision anthropologique, sociologique, et que chacun a sa propre vision de l'après, cette vision, ce devenir, qu'il soit ou qu'il ne soit pas, engendre une problématique, une discussion, une anxiété, une angoisse, une angoisse existentielle. Le sol meuble de l'accompagnant doit favoriser cette réflexion, cette pousse, pour que cette angoisse existentielle puisse se verbaliser, se métaboliser, puisse être moins incisive dans l'affectif des gens. Il ne faut pas forcément poser la question, y venir précisément, mais lorsque les gens émettent une idée, une sensation ou une impression, il faut écouter ce que l'autre a à dire de l'angoisse de son devenir. Une écoute bienveillante, comme l'on dit entre techniciens. Écouter sans juger, écouter neutrement, mais attentivement ce que l'autre pense et croit de son devenir.

Docteur L'Ange, faute de messages terrestres que je glissais aux grandes occasions et même aux petites dans votre boîte aux lettres et signés invariablement « L'angéliquement vôtre », voici un courrier de l'au-delà. Cette manie d'écrire ne m'a pas quittée pour autant, c'est une preuve supplémentaire, s'il en est besoin, de la bonté de Dieu et de son incapacité à nous contraindre. Votre patiente défunte et « plus littéraire y'a pas » vient vous donner de ses nouvelles grâce à la communion des saints entre le ciel et la terre, une grande machinerie qui fonctionne bien et utilise parfois les anges en facteurs des postes de l'Éternel, messagers porteurs de missives et signaux divers. Mon ange de Botticelli, celui de ma chambre ici-bas, s'est même chargé par grâce particulière de « recommander » ce courrier destiné au « plus religieux y'a pas » que vous êtes. J'en remercie le Seigneur !

Je suis donc en cendres au cimetière protestant, incinérée selon mes volontés respectées par mes enfants. Dans l'urne qui me contient, ils ont déposé mon alliance, fondue avec celle de Jean, l'anneau d'or de nos épousailles. Mais mon esprit et la conscience que j'en ai ont jailli de cette même urne à la suite du tombeau vide de Pâques, du tombeau du Christ ressuscité. Désormais, participant déjà à sa vie, j'attends la fin des temps et le royaume pour tous. Et j'apprends, car ça s'apprend, l'éternité ! Un corps spirituel, pour un défunt dans l'au-delà, dépasse la description. Je vous dirais seulement qu'il a tout ce dont nous avons besoin. Aussi, au début on a peine à y croire... plus d'arthrose, de lumbago, plus de fatigue, de mélancolie, plus de futilités ni d'humeurs et surtout plus de sentiment de finitude qui gâche sur terre les meilleurs moments. Quel repos pour l'esprit de baigner ainsi dans l'absolu. Pour cela, il suffit de se laisser aller totalement en Christ jusqu'à revêtir l'habit de lumière. Ça vaut bien la peine de mourir ! Ainsi, je repose en lui, le Fils de l'homme, sans cesser pourtant de communier avec mes frères de la terre. On dit des morts qu'ils dorment, nous reposons plutôt en état de veille active. Et ne croyez pas que c'est monotone, l'éternité ! Il s'y passe toujours quelque chose, l'univers créé tourne dans le temps, les défunts tournent dans l'au-delà et Dieu nous attend au centre. Je tiens mes enfants par la main, malgré la distance, et, avec eux, mes petits-enfants.

Je leur ai promis de rester branchée sur eux là où j'allais, car il n'y a pas de repos pour moi si je les lâche. Ce serait m'anéantir ! Il ne s'agit pas de me mettre à leur place, de les garder sous influence, mais de les aimer encore là où je suis, mon corps, tout spirituel qu'il soit, ne m'en dispense pas, il reste terrestre quelque part. Décidément, ça s'apprend l'éternité ! Et tant pis si ces liens de chair qui me retiennent me retardent un peu dans mon ascension. J'en accepte l'augure. La Vierge Marie, elle, me comprendra. Sur la terre et au ciel, on ne quitte jamais ses enfants. Je m'étire aussi tant que je peux pour approcher mes amis, mes veuves, et vous, Docteur L'Ange, au risque de souffrir d'élongation. Ne craignez rien, c'est surtout affaire de fluide et puis les corps spirituels sont étonnants, vous ne me direz pas le contraire ! Cette communion des saints, cette veille active, ne nous dispense pas d'autre part de monter vers la lumière. Convenez qu'il s'agit là d'un repos en plénitude. Jean, lui, va bien. J'ai retrouvé mon Orphée. Contrairement à la légende, c'est moi, son Eurydice, qui le cherchait, luth en main, accompagnée de l'opéra de Gluck « … La détresse… qui me presse… ». Dans cet au-delà où s'épure notre humaine condition, notre liaison est toute spirituelle. Et nos cœurs sont en paix. Plus de polémiques, de réformes d'appareils, Dieu est là vers lequel nous montons, marche après marche et main dans la main. Dans son perfectionnisme, Jean décidément est à l'aise dans l'absolu. Il chante dans une chorale de défunts mélomanes et soigne volontiers les ailes des anges quand elles rentrent froissées de leur dernière tournée sur terre. Je l'aide volontiers, les anges sont nos complices. Musiciens nés, tout leur est occasion de pincer les violes ou souffler dans les trompettes. Avec eux, j'apprends la louange et m'entraîne à la contemplation. Quand nous aura rejoints le dernier humain, mon cœur de cendres et d'esprit sera vraiment comblé, je serai à jamais dans les bras du Père et

Dieu sera tout en tous. En attendant, petits frères, bonne route. Soyez bien !

Seule

Le deuil ne suffit pas, ça vous laisse SEULE. Je suis seule, je vis seule, reste seule, je me gère seule, je me débrouille seule, je m'en sors seule. Certains jours, j'ai beau traîner les pieds, faire la pause au café, user l'après-midi jusqu'au soir à vaquer à mes affaires, quand je rentre chez moi, la porte poussée, c'est le silence qui m'attend. Et alors tout s'y met, l'horloge s'est arrêtée, le téléphone se tait, et si une tasse de thé te tente, personne ne va te l'apporter sur un plateau avec un mot gentil. Par contre, le courrier s'accumule, il y a des papiers à remplir et, dans l'appartement, un appareil quelconque à réparer dont il faut se soucier. À chaque détail qui cloche, à chaque souci, il faut répondre seule. Je suis à moi seule tout un gouvernement, détenant l'ensemble des portefeuilles, l'intérieur, les finances et les affaires étrangères. À force, ça use, ça use, ça use terriblement. Ce soir donc le silence est là, si présent que je l'entends bruisser à mes oreilles et je ne fais rien pour le faire cesser. Les cassettes enregistrées par Jean sont bien là, mais la musique me fera plus de mal que de bien. Les vieux amis sont à ménager, je ne les appelle pas trop souvent, mes enfants courent entre métier et enfants, mes veuves enfin sont comme moi, seules à domicile. Je vais manger n'importe quoi, un yaourt, une pomme, un bol de soupe en boîte dans le meilleur des cas, ça suffit bien, un plateau devant le petit écran donne à voir des visages et à écouter les histoires des autres, même malheureuses, mais ça tient compagnie. Puis j'irai me coucher après avoir remis de l'ordre, car se laisser aller si peu que ce soit serait la fin de tout. Le feuilleton télévisé m'a raconté des vies de couple et me voilà dans mon petit lit à une place. La lecture est là, les livres en cours, pour éviter le pire, et le sommeil va m'emporter dans sa miséricorde.

Il y a des soirs comme ça !

La prière

« Vous priez ? Comment priez-vous ? Pourquoi priez-vous ? »

La prière est essentielle. Chaque individu prie à sa manière. Il y a bien évidemment des prières officielles. Les religions, la foi de leurs croyants, de leurs dévots se manifestent par des prières, sortes de monologues ou récitées en groupe qui implorent une action de grâce, une relation avec la divinité. Les religions antiques ont des prières admirables, aussi poignantes, aussi profondes de vérité et de demandes que les religions actuelles. Les religions éloignées des nôtres, les religions sentant des épices différentes ont des prières sublimes. Toute religion a ses prières, croyant à ce besoin de conversation avec sa divinité ou ses divinités et de demande de pitié. Il y a donc les prières officielles imprimées dans les livres, dans les procédures et il y a les prières des cœurs, les demandes de chacun pour un problème de la vie, pour la perte d'un être cher, pour la force à retrouver, pour traverser une épreuve. Les gens prient. Là aussi actuellement, il est inconvenant pour un soignant, pour un accompagnant de parler de prière. Il sera, tout de suite, vu comme un bigot et non pas à l'écoute de la plainte humaine. Pourtant, tout le monde prie. On le voit très bien au cinéma ou à la télévision. Dans des intimités filmées, les gens se tournent, regardent vers le haut en principe et demandent, crient, pleurent seuls. Ils prient. Des études médicales ont été faites sur les prières démontrant que l'activité « prière » est bénéfique pour l'organisme et que certaines pathologies sont moins présentes chez ceux qui prient régulièrement. La science démontre donc l'action de la prière sur la matière et le bienfait qui profite à l'organisme lorsque la prière est régulière. Mais la prière est tout autre qu'un médicament. La prière est une demande de souffrant. Les gens prient, les gens se tournent vers, exposent leur intimité et leur demande à une puissance qu'ils pensent capable de pouvoir soulager leurs malheurs. Cette énergie que l'être humain a de se tourner vers autre chose que lui-même, en demandant, en s'épanouissant dans cette demande, en se laissant aller, en ouvrant les bras et le cœur, est admirable. Cette possibilité de demander, cette possibilité de recevoir d'une émanation, d'une force, d'un autre est une grande chose de l'humain. L'accompagnant des endeuillés doit se servir de la prière, non pas en distribuant des textes ou en les faisant apprendre, mais en demandant aux gens d'être vrais, de reconnaître la prière des autres. Là aussi, il doit être présent quand l'autre exprime son besoin de prière. Par cet échange, le bien-être peut revenir.

Le docteur L'Ange, je le reconnais volontiers, ne me lâche pas d'un pouce. À chaque entretien, il me stimule à tous les niveaux de ses banderilles thérapeutiques. Notre projet à deux voix ne cesse d'envisager mon deuil sous toutes ses faces. J'ai raconté successivement la mort de Jean, la fin de vie de mes parents, mes combats pour l'autonomie, mes apprentissages de veuve. Puis je me suis évaluée, vieillissante, pesant mes pertes dans le deuil, pesant aussi mes gains. J'ai sondé mon parcours religieux, suivi à la trace mon passage d'une église à une autre et de nouveaux itinéraires. Je me suis vue enfin morte sur le papier et même dans l'au-delà, un espace hors norme. Et me voilà, à votre demande, avec la prière sur le tapis. Une fois de plus, vous touchez juste et je reconnais bien là votre à-propos. Car, l'âge venant, prier m'est nécessaire comme la voix secrète de ma vie intérieure. Mais c'est difficile à évaluer.

« Allez-y, me répond cet accompagnant “plus palliatif y’a pas” et qui ne doute de rien… allez-y et allez profond, ne restez pas en surface. »

Je me laisse tenter et les défis sont faits pour être relevés.

Le deuil a stimulé ma vie spirituelle, c’est même peu dire tellement Dieu a pris de la place dans mon chagrin. Ce vide vertigineux qu’a creusé la mort de Jean, l’Éternel seul peut le remplir, cette fracture de mon couple, rompu, me laissant brisée, cassée en deux, le Seigneur l’a réduite, cette perte Il la comble, ma solitude Il l’habite, ma fin de vie, Il la transcende. Mon deuil demeure et il me suffit d’entendre prononcer le nom de Jean que d’anciens patients évoquent son souvenir, lui rendant hommage, « On allait chez vous… » pour que les larmes me montent aux yeux, telle une marée d’équinoxe, une grande vague de fond me laissant échouée sur le rivage comme un corps sans vie. Et, pourtant, ce deuil-là, le Dieu de ma foi l’a tiré vers le haut, hissé à la verticale, dressé entre le ciel et la terre à l’égal d’une antenne sensible au souffle de son esprit. Cette ogive gothique du couple que nous formions, Jean et moi, ogive brisée par sa mort, rompue dans son élan, gisante parmi les gisants, le Seigneur de ma foi l’a relevée. Et, grâce à lui, notre ogive reprend vie d’une manière toute spirituelle, Jean, de là-haut, rejoignant Marguerite d’en bas. Cela ne se fait pas sans peine. Il y faut de la patience et des larmes, mais notre commune résurrection est en jeu et nos retrouvailles pour toujours.

J’en viens à la prière, Docteur, je ne l’oublie pas, car elle jaillit de ce qui précède. On se parle d’abord à soi-même tant le silence pèse, à force on appelle un écho capable de le rompre. Vivant seule et sans répondant à domicile, je soliloque à l’occasion. C’est là un substitut de dialogue et je reste sur ma faim. Mon écriture me fait créer, mais c'est encore moi qui parle. Il faut alors, dans le manque et l'urgence, quelqu'un à qui s'adresser et qui vous écoute, quelqu'un à la hauteur du vide vécu, de la perte du deuil. Et ce quelqu'un, c'est Dieu. La veuve que je suis est tellement seule et démunie que, pour vraiment l'habiter, il lui faut le Seigneur de toute chose. Prier est par excellence un acte de foi. C'est aussi dire à Dieu notre vérité, car avec lui pas de pose, de simulacre, je suis nue comme la créature devant son créateur. Il va me falloir lui dire ma vie, qu'il est le potier et moi l'argile, et que c'est très bien ainsi. Prier c'est aussi respirer. J'aspire au divin, j'aspire cet air nouveau et j'expire ce que j'ai reçu pour en vivifier ma vie intérieure. L'apôtre Paul nous dicte la foi chrétienne en invoquant… « cet esprit d'adoption par lequel nous crions… : Abba ! Père ! (Romain 8.15) ». Et tout est dit, Docteur L'Ange. Je suis si attachée à cette parole que je l'affiche chez moi, face à la porte d'entrée pour m'accueillir et me fortifier. J'en paverais le sol si je pouvais, j'en couvrirais les murs et le plafond afin de n'avoir que cela en tête, dans le corps et au fond du cœur. Ce « Abba ! Père ! » ce cri primordial, je le pousse sans cesse, il est mon dernier mot avant le sommeil du soir, il est le premier à mon réveil du matin, il soupire dans ma fatigue, me retient dans mes vertiges et chante dans ma solitude quand je sais l'écouter. Avez-vous remarqué que, dans l'Évangile, Jésus ne s'adresse à Dieu qu'en l'appelant Père ? J'en fais autant et grâce à Lui, le Fils… « Abba ! Père ! », c'est le cœur de ma prière.

Cette relation filiale, elle est louange, elle est demande, elle est combat. L'âge venant, j'aime de plus en plus louer Dieu, comme si je me rapprochais de lui à la mesure de ma fin de vie. Ce qu'il est me dépasse, me soulève, me passionne, lui, le Principe et le Terme, l'Éternel et « à Lui seul la gloire » selon le principe premier du protestantisme. Son amour me confond, sa fidélité m'émerveille. J'aime aussi le remercier à tout propos dès qu'il m'arrive de bonnes choses et même sans cela. « Seigneur, dis-je, merci de la beauté du monde, merci pour qui me téléphone quand justement ça ne va pas, merci pour mon sommeil et ma santé, pour veiller sur mon équilibre, merci pour mes enfants, merci surtout pour ce que tu es. »

Quant à la demande dans la prière, elle coule de source, à la mesure de nos besoins. À force d'avoir à faire, à décider, à assumer ce que j'aurais pu vivre à deux, avec Jean, la fatigue, la pression nerveuse accumulée me sortent de la peau. Alors, je crie bien souvent : « Mon Dieu, aide-moi ! »

Enfin la prière est combat entre ce que je souffre et ce que je crois. C'est la plainte de Job contre le chant du magnificat.

« Seigneur, c'était donc trop demander que de vieillir avec Jean dans les difficultés ordinaires, de s'attabler en famille et de garder nos petits-enfants au mazet ? C'était trop demander que la santé de Jean soit comme la mienne et que son handicap ne lui gâche ni ne hâte sa fin de vie ? C'était trop demander que mes parents, à leur grand âge, meurent le même matin en se tenant la main ? Je les ai assistés sept années seule et veuve jusqu'à la fin et maintenant, je tiens mal debout, je tangue, je chavire. Est-ce enfin trop demander qu'un peu de paix sur la fin de mes jours ? »

Mais je reprends aussitôt : « Seigneur, ce n'est pas contre toi que j'en ai, car je t'aime, je ne peux pas faire autrement. Avoue cependant que notre humaine condition est bien dure. Et si la vie est un don précieux, il nous faut souffrir et mourir. Depuis dix ans la mort n'a cessé de me serrer de près, et les maladies et les agonies. Pourtant, je n'ai pas de colère et si je t'écoute vraiment, je t'entends me dire… : “Ma grâce te suffit.” Alors, Seigneur, c'est toi la mesure de toute chose, c'est toi qui sais, toi qui aimes. Qu'il me soit fait selon ta parole. »

Je m'aperçois, Docteur L'Ange, que la Vierge Marie a répondu en ces termes à l'ange Gabriel. Cette scène de l'Annonciation m'est chère, le divin s'incarne là dans notre histoire, le Verbe pousse l'amour jusque-là, c'est fou, ça dépasse l'entendement, Marie n'y comprend goutte puis accepte l'impossible en servante du Seigneur. Une telle simplicité dans la foi me renverse… et me rend à jamais exemplaire et vénérable la Mère du Fils de Dieu. Aussi, chaque soir, je la prie avec émotion : « Je vous salue… pleine de grâce… ». Son « Fiat » en fait ma sœur très sainte et mon approche en protestantisme n'y trouve rien à redire !

Poursuivant cette évaluation de la prière, j'en viens à cet Esprit Saint qui a soufflé à Pentecôte sur les Apôtres et les a tellement inspirés qu'ils parlaient toutes les langues, paraissant à la foule étonnée hors d'eux-mêmes : « Ils sont pleins de vin doux ». Ce Paraclet, dit le consolateur, je le suspends sous mes yeux, quand j'écris sous la croix huguenote. Jeune fille, en vacances en Haute-Loire et à vélo à travers ce haut plateau de landes et de boqueteaux, je me revois chanter à tue-tête le « Veni Creator Spiritus » de mon missel à tranche dorée où il est dit de lui qu'il est… « le doigt de la droite du Père, l'esprit du Père et du Fils, l'Esprit aux sept dons… » Cette troisième personne de la Trinité m'exaltait par son mystère, ce grand souffle, langue de feu ou gémissement au cœur de la prière. Je crois que désormais invisible, Il nous visite et nous relance sans cesse.

Jean, je le prie à propos de mes enfants qui sont toujours les nôtres. Dans l'urgence, je crie vers lui, jetant là-haut un signal de détresse : « Je passe la main, Jean, aide-les, ils en ont besoin… l'un et l'autre… prends le relais, je fatigue… »

Au culte enfin, je cours prier non plus en privé, mais avec mes frères dans la foi. Eux et moi avons rendez-vous avec notre dieu. Je vais trouver là de quoi nourrir et abreuver ma semaine. Dans le temple, j'ai ma place discrète de mutante d'une confession chrétienne à une autre. Aussi cette communauté m'est-elle chère et je remercie le Seigneur pour l'Église réformée. Elle est à la mesure de mon deuil et j'admire sa foi. J'en connais maintenant le style et le langage, les prédications si denses, « la grâce et la paix vous soient données… » de la bénédiction, « inclinons-nous dans la prière… », la beauté des psaumes et des vieux cantiques dont je ne perds pas une note, et cette liberté d'esprit qui surfe sur les formulations de la foi. Et je prie très fort avec tout ça !

J'en viens à l'orgue, dont je suis décidément « raffolée », cette grande machinerie soufflant la prière par la tuyauterie de sa boîte à musique. Instrument géant, il respire par ses tuyaux comme l'être humain par ses poumons. Et ni l'archet ni le clavier, ni les bois et les cuivres ne peuvent tenir le son comme lui, combiner les timbres et par sa puissance s'accorder à de vastes lieux d'offices et de cultes. L'orgue, je le pense, est par excellence la voix du sacré, l'interprète de la liturgie et le signe audible, parmi nous, de la métaphysique. Le plus important, chez lui, reste invisible, se faisant entendre sur tous les tons, des plus doux aux plus intenses, des flûtes et violes aux trompettes en passant par le bourdon et la clarinette. Il y a même des jeux « voix céleste » ou « unda-maris ». Infinie variété des sons et des combinaisons, qu'il s'agisse de chorals, de fugues, ou de toccatas, l'orgue me met hors de moi-même, m'arrache à mes pesanteurs, me projette dans le sacré. Et alors, prier Dieu, c'est se perdre dans cette grande voix qui parle à ma place, chante, module, soupire, rugit à ma place. C'est la méditation par excellence, la respiration de l'âme. L'orgue m'aiderait à mourir !

Jean jouait de l'orgue, il avait appris seul et s'y était beaucoup investi. J'écoute souvent ses cassettes enregistrées et au culte, grâce à l'orgue, je suis avec lui.

Prier c'est aussi escalader en esprit les flèches des cathédrales gothiques, contempler mon ange de Botticelli qui contemple son dieu, c'est ouvrir ma Bible, relire l'apôtre Paul, « … il n'y a plus ni Juif ni Grec… » et réciter chaque soir ce Notre Père où il est question de pain et de pardon et de s'en remettre au Seigneur de toute chose.

Mes parents

« Et vos parents, leur fin de vie ? Comment les avez-vous vécues et comment les évaluez-vous à distance ? »

Madame Desruisseaux, en peu de temps, a vécu plusieurs deuils. Après chaque deuil, il y a ce que l'on appelle une période de deuil nécessaire, on doit faire le deuil, c'est-à-dire pouvoir penser à la personne disparue en conservant une « mélancolie », pouvoir y penser sans qu'un chagrin profond envahisse, débordant dans les larmes, troublant le regard. Madame Desruisseaux, elle, n'a presque pas eu le temps d'accomplir cette période vu la succession de deuils. Techniquement, si je peux employer ce terme, on peut « ramasser » ses chagrins pour n'en faire qu'un. Cela permet d'avoir un vécu de l'existence « ramassé » et surtout un « aller vers » sans besoin régulier de se retourner.

Il faut donc qu'elle revienne sur la fin de vie de ses parents, qu'elle l'analyse, qu'elle l'évalue, la sonde pour pouvoir s'en détacher sans trop de peine.

Je vais tâcher, Docteur L'Ange, sans trop me répéter, de vous en donner une vue globale. Ces sept années d'assistance à mes parents que j'ai dû rapatrier sur mon terrain et tenir à bout de bras, vu leur grand âge, m'ont éprouvée si terriblement qu'il me faudra beaucoup de temps pour m'en remettre. J'ai l'impression que je marche encore et toujours jusqu'à la maison de retraite en me tordant les pieds sur les trottoirs défoncés et remorquant du linge ou de l'alimentaire. Au retour, c'était le même trajet avec l'impression de s'évader de prison, mais d'y retourner bientôt. Quand le téléphone sonne à des heures indues, je bondis, le cœur toquant, comme s'il s'agissait d'eux et qu'il y avait urgence. Tant d'images me poursuivent, me poignent le cœur, l'urologue chez qui je traînais mon père, ce hall de clinique où je le déposais pour m'occuper de son admission et ses yeux d'enfant perdu qu'il avait en soupirant « ça me tue… ». Je revois maman dans son lit d'hôpital, après sa chute, se vivant en enfer… « Elles se moquent de moi… » me disait-elle à propos des soignantes. Et rien n'allait, ni les salles d'attente, ni les appareils de radio, ni les ambulances, ni la soupe de légumes de la maison de retraite, ni ses voisines de chambre ni les visiteurs, c'était là une planète hostile où décidément, à l'entendre… : « on n'est pas considéré… ».

Je les plaignais, mes parents, oh ! je les plaignais, trop vieux, perdus, exilés, sortis de leur cadre habituel, avouant « avec leur accent du Midi, on ne les comprend pas… ». C'est dur, la maison de retraite, c'est très dur ! Et pourtant, en mon for intérieur, je les trouvais bien exigeants, car bien entourés, la soupe de Saint-Vincent n'était pas mauvaise, et les lotos qu'ils boudaient les auraient apprivoisés. Mais ils étaient ensemble et cela seul comptait et puis ils m'avaient, moi, leur fille, ils reconnaissaient mon pas dans le couloir, je poussais la porte et ils revivaient.

Madame Desruisseaux nous montre bien là l'épuisement de l'accompagnement des personnes âgées.

La gérontologie, étude de la personne âgée, à différencier de la gériatrie qui est le traitement, l'approche médicale de la personne âgée, garde des spécificités dans les accompagnements de fin de vie. Les grands vieillards, comme on aime à le dire aujourd'hui, atteignant des âges canoniques : quatre-vingt-dix, quatre-vingt-quinze ans et bien souvent tangentant les cent ans, épuisent leur entourage, car ce dernier vieillit bien évidemment avec eux. Leurs enfants font partie aussi du troisième âge.

L'accompagnement pour des personnes âgées de personnes du quatrième âge est encore plus épuisant. Une sensation particulière émerge de cette ambiance difficile : l'infini du temps. Une personne âgée de quatre-vingt-dix-huit ans, mourant pendant plusieurs mois, diminuant durant plusieurs années, donne à son entourage et aux soignants une impression de temps illimité et d'épuisement.

Cela est très difficile pour les accompagnants, les soignants ou les familles. Cette impression d'épuisement régulier, d'usure régulière, engendre des états de mal-être qui peuvent, eux-mêmes, entrainer des situations d'ambivalence très particulières. D'un côté, un désir de finir, de l'autre, une crainte que cela finisse. Les soins palliatifs, l'accompagnement des fins de vie de personnes âgées d'un grand âge sont réellement spécifiques et peuvent engendrer des sensations néfastes à l'équilibre des accompagnants.

Tout ce temps, j'ai descendu avec eux et en les tenant par la main les degrés de ce lent glissement vers la mort. À chaque marche, ils y laissaient quelque chose d'eux-mêmes. Les livres de la bibliothèque que j'apportais à ces lecteurs entraînés sont devenus illisibles pour leurs vieux yeux, y compris en gros caractères. Mon père a abandonné une « Vie de François d'Assise » en son milieu et la marque laissée entre les pages restera là, en signe ultime de ses lectures. Ses derniers dessins aux encres de couleur retournaient à l'enfance et ses doutes à leur propos harcelaient maman que cela fatiguait. Il a fini par les abandonner, et avec eux, toute l'œuvre d'une vie. Pour eux tout est devenu trop loin, trop long, trop difficile, les sorties en ville et sous les platanes du voisinage, les matches de rugby, sur le petit écran, trop tardifs, les messes du matin, à l'étage en dessous, où ils avaient leurs places attitrées, une expédition. À la mesure de leur déclin, les choses ont fini par tourner court. Je m'acharnais à fêter avec eux les anniversaires et les visites des petits-enfants ou des neveux, mais les fraises des bois, les bouquets de lilas, même le champagne, leur laissaient en bouche un goût d'arrière-saison. Ils se forçaient à y croire, le cœur n'y était plus. Docteur, ils s'éteignaient ! Et je me sentais partagée entre la tristesse de les voir ainsi, mon impuissance à remonter le temps et un épuisement grandissant. Car leur déclin pesait sur moi chaque jour davantage. Je devais tout faire, parlementer avec la direction, intervenir auprès du personnel soignant, et à la fois temporiser, rassurer, gronder, contrôler, signer les chèques et remplir les papiers. D'autre part, que de combats perdus à se heurter à des portes fermées, des terreurs inavouées, pas d'opération de la cataracte pour maman privée de lecture, pas de voisinage : « à quoi ça servirait ? ». J'enrageais de ces résistances. Mon père refusait tout bridgeur d'occasion, supposé à ses yeux, jouant les importuns. Ils étaient décidément impossibles et j'y usais et mes nerfs et ma peau ! Leurs fins de vie, s'éternisant, rétrécissaient leur patience et les derniers temps, ils ne se supportaient plus après s'être adorés soixante-dix ans durant. J'ai dû gérer ces crises où tout pèche par défaut. J'en sortais sous le choc, en tant que fille, en tant que leur mère aussi, et je me revois pleurer dans le couloir, au bord extrême de l'épuisement. Ils ne sont pas morts ensemble, comme ils l'auraient voulu, mais l'un après l'autre, lui d'abord et elle, à deux ans et demi de distance. Et alors cela a été le pire.

À évaluer, à votre demande, Docteur L'Ange, ce qu'ont été pour moi les fins de vie de mes parents, je dirais ceci : Jean était parti et ils sont restés. La norme eût été le contraire. Et moi qui les avais quittés quarante ans auparavant, ils me récupéraient. La distance prise et maintenue, Jean étant soucieux de notre indépendance et trop différent d'eux, cette distance se comblait, s'annihilait, me faisait revenir en arrière. Déjà veuve, j'y perdais ma liberté, alors seul bien à ma portée. Et quelle solitude pour cette tâche de longue haleine et quelle culpabilité aussi, car je me sentais souvent inférieure à leurs besoins, surtout avec maman à la fin. Mais quoi ? C'était là mon devoir filial et ils n'avaient que moi ! J'ai dû les porter à bout de bras dans ce parcours de survie à handicap, eux à qui je devais la vie. J'avais ainsi l'impression profonde de rattraper quarante ans d'échappatoire dont ils avaient d'autant plus souffert que j'avais tout donné à Jean. Ils ont pu de la sorte retrouver leur fille et moi devenir leur mère.

Vous les avez soignés tout ce temps-là, Docteur, et je ne l'oublie pas. Je vous en remercie.

Engagement

Le deuil m'a plongé dans la religion comme pour un second baptême. Catholique d'origine et restant chrétienne pour l'essentiel, la mort de Jean me laissant seule et réduite à moi-même, mon retour au dieu de ma foi s'est fait en église et c'est l'Église réformée.

« Cette église, vous y êtes-vous engagée finalement et de quelle manière ? », le docteur L'Ange passe là aux travaux pratiques, quand on met la main à la pâte.

« J'ai pris mon temps, savez-vous, pour le faire, m'y lancer au moins, car occupée ailleurs aux tâches de ma vie de famille. »

Mais cet engagement en question, avant de passer aux actes, il remonte à la source, dès mon premier culte, dès le premier psaume chanté ensemble. Moi, si seule alors, si nue, si dépouillée, j'allais trouver, de temple en temple, une communauté pour mon deuil. Et du banc du fond au banc du milieu, d'un cantique spontané à un cantique affiché, d'une prédication à une Cène partagée, d'une étude biblique à un pot de l'amitié sur les marches du temple, d'un repas de paroisse à la kermesse annuelle, des mains serrées de pasteurs à la sortie des cultes, cette Église de la Réforme, chrétienne parmi ses sœurs, est devenue ma famille spirituelle. Aussi, ai-je répondu à l'appel qu'on m'a adressé en remarquant : « vous êtes maintenant assez intégrée… », sans hésitation aucune. Après avoir tant reçu, le moment était arrivé, dans la mesure du possible, de rejoindre mes frères d'adoption dans le service de l'église. Et me voilà, moi mutante sur le tard en protestantisme, la dernière recrue des équipes de la Maison presbytérale, à la fois, quartier général, carrefour, clef de voûte de l'église, centre nerveux par lequel passe chacun des membres qui la constituent. Et cette maison, Docteur L'Ange, est devenue avec les années mon foyer et le prolongement, si j'ose dire, de mon domicile. Située au centre historique de la ville, elle dresse ses étages autour d'une cour intérieure à ciel ouvert sur laquelle, par de hautes fenêtres, donnent diverses salles affectées aux nombreux services, bibliothèque, tourisme, catéchèse, librairie, conférences, réunions, secrétariat, repas hebdomadaires où je m'attable avec mes frères dans la foi. Depuis quelque temps, je tiens la permanence de l'accueil, j'apprends plutôt, encadrée par des anciennes, au bureau de ce hall d'entrée vers quoi tout converge. Et c'est fou ce qui peut se passer dans cette ruche où l'église fait son miel pour témoigner de l'Évangile, cours d'hébreu, expositions, on vient visiter, afficher, archiver, causer un moment, réserver des salles, retenir le matériel vidéo. Les pasteurs circulent, mais aussi les paroissiens et les touristes.

Nous voyons là, même dans le rythme des phrases de Madame Desruisseaux, le plaisir de cet engagement, la restructuration, la socialisation. Faire partie d'un groupe, d'une communauté est essentiel. Partager son dynamisme est primordial pour l'endeuillé. Le courant de la vie lui permet de se laisser porter. Porter par le courant, porter par la masse des eaux, il fait la planche, si l'on peut dire sur cette rivière de la vie, semblant faire partie de l'onde, profiter de l'air et de la beauté des berges. Mais peu à peu, il va s'acclimater, prendre conscience de cet élément et il voudra nager, il voudra diriger son action, se diriger dans le flux du fleuve ou de la rivière de la vie, du fleuve ou de la rivière des autres. Cela est un très bon moyen pour rééduquer et réadapter un endeuillé. L'engagement dans un groupe est essentiel. Ici Madame Desruisseaux a choisi sa paroisse dans sa nouvelle église, mais toutes les associations peuvent être aussi des catalyseurs, des fleuves et des rivières de vie. Tous les engagements, la vie de la cité, la vie politique, l'intérêt pour l'autre sont importants. L'endeuillé s'enlève de son monde de solitude et participe à la rivière des autres. Ceci est essentiel. Ceci est une thérapeutique à utiliser et le soignant-accompagnant ne doit jamais s'en priver.

Chaque jeudi, l'équipe des repas débarque en commando, chargée de plats cuisinés à réchauffer dans la mini-cuisine où ces dames sont au coude à coude. J'aide alors à mettre le couvert dans le hall d'entrée, à installer les tables rondes en fer, les chaises, les nappes imprimées. Et moi qui chavire parfois comme un bateau ivre, je cours chargée de plateaux, de verres, de piles d'assiettes, jongle avec les couteaux, remplis les carafes, descends les marches, les remonte, assez mobilisée pour ne pas trébucher, tenir debout, car, voyez-vous Docteur, c'est pour l'église.

Nous percevons là, aussi, l'intérêt qu'en retire Madame Desruisseaux. Elle rend service. Elle est utile. Elle existe alors qu'un deuil, que des deuils plongent son être dans un état qu'il subit, qu'il supporte. Faisant partie d'un groupe et s'y engageant, elle existe, elle sert à quelque chose. Elle sert à quelqu'un. La relation à l'autre est différente, moins intime qu'avec des familiers, mais intéressante, car on se découvre. Madame Desruisseaux sert, Madame Desruisseaux existe. Elle existe tellement que ses vertiges et sa fragilité à se mouvoir s'estompent pour disparaître et sa vitalité première revient. Elle sert les autres. Elle sert à quelque chose. Comme on sert un repas à partager fraternellement.

Dès midi, les convives se pressent, ils seront trente-cinq ou soixante-dix, personne n'a réservé, la maison tient à cette formule de liberté, on filera s'il le faut chercher un surplus de pain, ou ouvrira des boîtes, on rajoutera une table, personne n'est jamais reparti sur sa faim ! J'ai rendu la monnaie avec le trac, préférant les lettres aux chiffres, et j'irai m'attabler, le moment venu, avec des proches ou des inconnus. La cloche sonne dans le brouhaha général, le pasteur de service va lire les annonces de la semaine et nous inviter à écouter un texte biblique ou autre, nous chanterons un cantique tous ensemble avant le « bon appétit ! » rituel. Il y a là des habitués et des gens de passage, certains ont donné plus que le prix demandé pour ce repas, prix très modeste, d'autres moins, d'autres envoyés par le Service social, pas du tout. Ainsi réunis et les derniers arrivants installés vaille que vaille, on va pouvoir partager ce repas du jeudi. La chaise de Calvin est coincée contre la chaire en bois du Désert et la tour de Constance, accrochée au mur au-dessus de nous, garde notre mémoire. C'est notre Église.

D'autre part, j'ai démarré une formation de trois ans en aumônerie pour visiter les malades hospitalisés, après tant d'années auprès de mes parents en maison de retraite. Me voici donc intégrée à un groupe de parole avec des exposés de gériatres, de soignants, de pasteurs sur la relation d'aide aux souffrants dans leurs corps. Serai-je un jour visiteuse ? Je ne sais si j'en aurai la force et la capacité, mais je vais essayer.

Madame Desruisseaux fait là une démarche très intéressante. Bien sûr, elle vient de sortir de différents deuils, elle est extrêmement amoindrie. Elle a le besoin d'aider les malades, d'aider les mourants, d'aider les soignants dans leurs tâches. Elle a besoin d'aider tout ce monde de la santé autour de ces finitudes, de cette souffrance, de ces douleurs, de ces désespoirs. Elle a besoin de participer, de faire partager ce qu'elle a vécu, ce qu'elle a ressenti, son expérience de ses accompagnements personnels. Elle en a bien évidemment besoin aussi pour exorciser ses douleurs, ses coups de rasoir affectifs, ses solitudes, ses pleurs. Elle a besoin de retrouver des gens peut-être comme elle, et c'est aussi pour cela qu'elle fait la démarche d'une formation, une formation pour devenir bénévole, pour accompagner les malades ou les mourants. Techniquement, assurément, elle est trop près de son deuil et les formateurs qui organisent ces formations en sont tout à fait conscients, mais qu'importent les théories. Les conférences, les groupes de parole sont ouverts, car le deuil se fait, l'après se prépare. Un courant venu des pays anglo-saxons, il faut le reconnaître, a eu une forte attention du public français. Ce courant, c'est un courant associatif s'intéressant aux soins palliatifs. Depuis de nombreuses années maintenant, des associations de soignants ou de non-soignants se sont formées pour promouvoir, faire regarder, faire accepter les soins palliatifs. Au sein de ces associations, se sont formées, se sont individualisées certaines personnes que l'on nomme « bénévoles ». Bien évidemment, tous les membres de ces associations, dirigeants, administrateurs, soignants ou simples adhérents sont bénévoles, comme dans toutes les associations de loi 1901 qui existent dans notre pays. Mais les bénévoles, dans ce cadre-là, sont particuliers. Ce sont des gens bénévoles avec un grand « B », « qui ne rentrerait pas ici », comme dit souvent Madame Desruisseaux, qui donnent de leur temps, qui donnent de leur soutien, de leur présence à des démarches de soins palliatifs. Madame tout le monde, Monsieur tout le monde ayant eu une histoire, une expérience, une réflexion, a voulu un jour se former pour devenir bénévole. Ce B majuscule qui montre bien cet engagement pour l'autre. Donner un peu de son temps : une demi-heure, une heure dans le cadre de soins palliatifs et d'accompagnement. Trois quarts d'heure, un quart d'heure, trois heures auprès de malades difficiles ou de vieillards en fin de vie. Donner de son temps, donner de sa présence, sans vouloir remplacer les techniciens, les soignants, les administratifs. Être là, simplement, recueillir un souffle, passer un verre d'eau, s'esquiver devant une famille, revenir lorsque la famille épuisée par le chagrin est obligée de partir, être là, une présence.

J'ai eu l'occasion de côtoyer ces bénévoles et je les remercie de tout ce qu'ils m'ont apporté. Des bénévoles du monde associatif ou des bénévoles qui étaient juste des voisins et qui voulaient être là. Je les remercie de tout ce qu'ils ont pu véhiculer par leur simple présence. Bien sûr, cette présence est difficile, car où s'arrête le soin, où commence l'accompagnement, où est la place du bénévole, où s'arrête la place du soignant, où demeure la place de la famille ? C'est un débat qui est toujours présent et qui restera encore présent dans ce monde associatif si positif et si prometteur, mais qui a déjà tant donné. Leur présence est essentielle. Être là quand personne n'est là. Être là quand il n'y a que le temps qui s'écoule, rapprochant le mourant de sa finitude et de sa mort, laissant cet espace amplifier l'angoisse et la peur de la mort, la peur de la solitude, la peur de l'abandon. Ils remplissent ce désert par leur « être », par leur présence. Tout simplement être là, tout simplement tenir une main, tout simplement essuyer un front, tout simplement remonter un drap, tout simplement partir lorsqu'un soignant rentre, revenir lorsqu'il sort, s'esquiver lorsque la famille vient, laisser un petit « mot-pensée ». Être là aussi pour l'angoisse finale, un membre de l'association est souvent présent lors des obsèques. Être là, membre d'une association, un mois, deux mois ou trois mois après le décès, pour aider la famille. Être à l'écoute, être présent et continuer, continuer pour le bien des gens.

Merci à tous ceux qui s'engagent, à tous ceux qui donnent de leur temps pour empêcher le temps d'être trop rapide. Empêcher le temps d'être trop vite et ramener l'homme à sa mort, essayer que le temps se calme pour qu'il puisse profiter de ses derniers moments, de ses derniers sentiments, en affection avec son entourage ou, s'il n'en a pas, en affection avec une présence. Accompagner jusqu'au bout de la vie, faire ce qu'il y a à faire lorsqu'il n'y a plus rien à faire, c'est la démarche de ces bénévoles et nous ne pouvons que nous incliner et les remercier.

Vous me dites souvent, Docteur, que l'endeuillé ne perd pas seulement son défunt, il se perd aussi lui-même, ce qu'il est et ce qu'il sera sans son compagnon disparu. Cette perte dans le temps et dans l'espace, vous me l'avez fait sonder, elle est immense, vertigineuse, abyssale. Je suis morte avec Jean, mon couple s'est défait et il me faut renaître pour pouvoir continuer à vivre à la fois sans lui et autrement avec lui. C'est là une tâche d'envergure et bien lourde qu'est la péniche de ma vie à tirer le long du chemin de halage. Ma fatigue s'appelle « chagrin, regrets, dépression, mélancolie, solitude ». Mes forces, elles, sont dans ma foi, mes enfants, et vous, Docteur, qui m'accompagnez sur ce même chemin.

Les autres

« Comment les autres voient-ils votre deuil ? »

Cette question est essentielle pour l'image qu'a l'endeuillé de lui-même. Il est une personne recroquevillée sur elle-même, à l'image de ces petits animaux que l'on touche et qui se mettent en boule, se protégeant par leur carapace. L'avenir n'existe pas, l'espace n'existe plus. Il est attiré par le passé. Son regard est tourné vers l'intérieur. Pourtant, il donne une image aux autres et cette image est importante, car il pourra s'appuyer sur la relation aux autres pour s'en sortir et se redresser. L'image que les autres ont de lui est fondamentale. Il faut la travailler, que l'endeuillé se regarde lui-même et qu'il se décrive pour que son image se transforme et que lui-même se transforme. C'est aussi peut-être un moyen thérapeutique, un moyen d'aide.

Comment les autres vous voient-ils ? Comment les autres ressentent-ils votre deuil ? Comment les autres voient-ils votre compagnie ? Comment les autres entendent-ils votre discours, perçoivent-ils votre relationnel ? Pour l'analyser, le transformer et que la rééducation se fasse plus facilement. C'est un moyen, un moyen que le soignant accompagnant doit utiliser pour que l'endeuillé se redresse, pour que sa tête se lève et que son regard soit lointain, pouvant de la sorte s'adapter à son nouvel espace.

Voilà une question embarrassante, Docteur L'Ange, car je ne peux y répondre qu'à leur place. Je me fais de l'endeuillée que je suis l'image d'un problème pour autrui, de quelqu'un de boiteux, auquel il manque quelque chose. Le deuil fait peur aux gens, la mort est passée par là, elle m'accompagne partout où je vais et porte ombrage à ceux que je rencontre. Je leur cache le soleil en quelque sorte, je suis leur crépuscule. Certains m'ont oubliée carrément, c'est notre couple qui les intéressait. Restée seule, je ne pèse pas le poids, mon passé seul subsiste. Jean et moi avons été et sans lui, je disparais. Il y a ceux qui souffrent de la mort de Jean, ses frères, ses sœurs, ses parents, et à me voir, ils souffrent plus encore. Les couples, amis et fidèles, eux, ne savent pas toujours sur quel pied danser avec moi, évoquer le souvenir de Jean ou au contraire se taire pour m'éviter de la peine, le maintenir entre nous ou l'effacer. À leurs yeux, des années durant, j'allais par deux, je suis devenue un chiffre impair. Ils me sont chers, car ils ont connu mon passé, ils me font mal en me le rappelant.

Nous voyons là l'image négative qu'a d'elle-même Madame Desruisseaux, elle a peur du regard des autres, elle a peur d'avoir changé. Bien évidemment, elle a changé et les autres en sont conscients. Elle semble ne rien leur apporter, ne plus avoir d'intérêt. Ce sentiment doit disparaître, il existe chez un grand nombre d'endeuillés, mais il doit disparaître pour que leur image change et que leur avenir s'adapte.

Enfin m'entourent très différemment tous ceux qui n'ont pas connu Jean et pour lesquels je suis une veuve comme les autres, il y en a tant, une personne seule et à part entière. Ces gens-là, je les ai recherchés, fréquentés, adoptés, comme pour renaître sur des terres vierges capables d'exorciser mon deuil. Quant à mes enfants, je suis celle qui leur reste, ils sont en deuil, eux aussi, ils le sont de leur père et moi de mon mari. Ils savent ce que je vis, encore mieux que les autres.

Je crois les entendre, les autres, ces amis qui m'entourent : « Marguerite Desruisseaux, elle a la pêche, la forme, le tonus, le moral… elle nous enterrera tous ». Et mon ami de tous le plus proche, de prédire en souriant : « Vous irez arroser nos tombes ! »

J'ai tellement entendu chanter ce refrain à mes oreilles que je me suis habituée à cette image de force et de constance qu'ils ont de moi… jusqu'au plombier de ma connaissance, perdu de vue depuis quelque temps, qui me lance, au bout du fil, car j'ai besoin de ses services : « Alors,… toujours la forme ? ».

Ou ce cousin pourtant averti de mes coups du sort qui remarque tranquillement à mon propos : « Ça va bien, naturellement ! ».

Il est plus facile pour ces gens de répondre à la question rituelle que l'on se pose quotidiennement lorsqu'on rencontre quelqu'un « Vous allez bien ? ». Les connaissances de Madame Desruisseaux répondent à sa place : « Vous allez toujours bien ». Elle est là, elle ne peut pas toujours pleurer, elle ne peut pas éternellement se plaindre, elle a souvent ce sourire ni joyeux, ni éclatant, ni triste, un sourire bienveillant. À quoi bon lui poser la question. Elle est bien et cependant au fond d'elle ce n'est que le regret de son mari. Il faut poser la question « Comment allez-vous ? » et savoir accueillir la réponse de la douleur que l'autre a à confier. Ne l'oublions pas, tous les jours lorsqu'on demande à des gens « Allez-vous bien ? ». Qu'allons-nous faire s'ils nous répondent « Et bien non » ? Simplement les écouter, être là, attentif, c'est aussi de l'accompagnement.

On me plaint aussi : « ma pauvre... », mais on est si persuadé de ma solidité que ma flamme personnelle l'emporte vite ; la fraîcheur de mon teint, le peu de rides pour une septuagénaire, tout cela plaide en ma faveur. Des critiques, il y en a eu sûrement de la part de ces mêmes partisans.

« Elle exagère... avec sa chienne, elle exagère... avec ses enfants, elle exagère... ». Mes parents devaient penser : « Elle en fait trop... » pour d'autres qu'eux bien sûr !

« Elle cause, elle cause... », certains me jugent bavarde, prolixe, prenant feu pour un rien, d'autres pensent que je raisonne peu, que je fais du sentiment, que je m'emporte, attachée à ce qui me convient plutôt qu'à ce qui fâche... Je les comprends.

Mon protestantisme tardif, lui, a étonné, surpris, scandalisé même mon entourage. « Cette Margot, quelle mouche l'a piquée ? Elle s'emballe, elle s'emballe... ». Les Catholiques se sentent interpellés par ma Réforme, le clergé rejeté : « Madame Desruisseaux nous a abandonnés... pour qui se prend-elle ? ». On me traite de « transfuge » en plaisantant, mais par-dessous ça grince. Ils comptaient sur moi et j'ai déserté la barque de Pierre. Les Protestants, eux, que pensent-ils de moi, comment me voient-ils ? Intrigués d'abord par ce météore tombé chez eux et venant d'ailleurs, ils se sont habitués à ma présence régulière aux offices et réunions, aux repas d'hiver et d'été. Mon zèle de néophyte les a amusés, car, à m'entendre, je « courais au culte ». À leurs yeux, j'étais « en recherche ». Mais les mérites et les œuvres auxquels je m'accroche, mon goût pour la Vierge Marie, leur font chuchoter, entre eux, que décidément cette postulante reste très catholique. Ça ne nous empêche pas de fraterniser !

Cette vitalité qu'on me reconnaît, cette flamme qui me fait sauter au cou de ceux que j'aime, cette passion pour tout et pour rien, cela me tient debout, m'auréole, et tant mieux si elle réconforte les autres, tous ces autres qui ne me voient pas pleurer… sauf vous, Docteur.

Eh bien, Madame Desruisseaux, permettez-moi de vous remercier, car moi, je fais partie des autres, pour vous, je suis dans le grand ensemble des autres et je m'autorise au nom de tous les autres, de vous remercier, de vous remercier d'avoir ouvert votre cœur, d'avoir donné la quintessence de votre souffrance, de vos espoirs. Les autres vous jugent, les autres vous regardent, je vous regarde, vous avez eu un grand cœur, un grand cœur que vous avez pu ouvrir et faire partager. C'est ce que les autres penseront lorsqu'ils liront vos sentiments éclairés à travers votre prose. Au nom de tous ceux qui vous ont regardée, qui vous ont écoutée, merci pour le témoignage que vous avez fait. Ce témoignage n'a pas toujours été facile, mais vous avez surmonté pour les autres, car c'est votre démarche première : faire partager, essayer d'apporter. C'est votre démarche d'écriture, votre relationnel aux autres sans vous mettre en avant, donner à l'autre tout simplement. Permettez-moi donc, au nom de tous les autres, de vous remercier encore.

À toi

Quand je signe une lettre, un chèque, un formulaire quelconque, j'écris ton nom que tu m'as donné en mariage et j'y tiens infiniment. Ce n'est pas à ta lignée que je suis attachée, mais à « TOI », car tu l'as porté. Mon nom d'origine, celui de mes parents, ne s'est pas effacé, mais le tien l'a recouvert. C'est dire si tu as compté dans ma vie plus que tout ! Notre duo a été une course de relais, tu étais l'aîné en âge et en maturité, tu as été l'initiateur et je t'ai suivi avec dévotion, car je t'admirais passionnément. Puis, tu t'es essoufflé et tu t'en es allé, me laissant seule. Cette liberté à laquelle je tenais et que tu m'avais donnée, je m'y suis bâtie dedans. À moi de continuer sans toi et sans tout ce que tu as emporté de moi. C'est quasiment renaître, mais dans la douleur.

Cette vie à deux, un défi à relever jour après jour, où l'on va cousu ensemble et d'étoffe pourtant différente, où l'on vit non pas chacun pour soi, plutôt chacun pour deux, cette vie-là, c'est fini, elle ne reviendra pas. Et cette finitude, mon pain quotidien, voilà bientôt dix ans que je m'en nourris. D'un goût amer, il m'a néanmoins appris que vivre c'est mourir.

Le docteur L'Ange m'a beaucoup aidée. Tu l'aurais apprécié comme un frère pour l'exigence de sa médecine. Vois-tu, même si mon deuil reste entier, je vais mieux, j'émerge, je sors du gouffre. En me tirant vers le haut tout en me faisant évaluer ce que j'ai perdu, le docteur L'Ange m'a conduit pas à pas à combler l'abîme de ta mort pour continuer mon chemin, revivre en paix dans une autre relation avec toi. Ce travail de deuil est le fruit d'une équipe, d'une relation profonde qu'a voulue et établie mon accompagnant. Grâce à son écoute, sa compassion, son parler-vrai, j'ai plongé dans mon chagrin pour refaire surface. Parfois, j'ai bu la tasse. Suivre le docteur L'Ange n'est pas de tout repos ! Son algologie l'emporte en haute mer, loin des futilités du cabotage, et sans scaphandre, il s'immerge avec son patient, ne le lâche plus, cherchant pour lui les courants favorables. Il donne beaucoup alors, on y croit ! C'est un médecin qui travaille sans filet, soigner le passionne, et du malade, il veut tous les plis et les replis, sa vérité entière et non pas des tiroirs.

Jean, de cette rencontre d'exception, tu es sûrement pour quelque chose ! Je reste vulnérable, un compagnon de vie ne se remplace pas, il n'y a plus de partage, on était deux, je suis seule. Le deuil est à accepter jour après jour. Il s'agit pour moi de t'aimer autrement, toi là-haut et moi en bas… et nos enfants entre nous. J'ai mis des années à pouvoir écouter de la musique, ta musique, tes cassettes enregistrées, ça me liquéfiait. Aujourd'hui, je peux le faire et alors, je te sens près de moi dans un monde spirituel invisible auquel je crois.

Docteur L'Ange, merci.

Épilogue

Sous l'effet de l'hommage rendu, le docteur L'Ange a un petit sourire et me répond une fois de plus : « J'ai fait mon travail ».

Puis, relançant la balle, il me remet dans ce jeu à deux dont il maitrise les formes.

« Que vous a apporté, au fond, pour votre deuil, ce travail d'écriture ? »

Voilà, Docteur, et pour vous répondre, ce qui me vient à l'esprit tout d'abord et qui peut paraître étrange : si je meurs demain, ce que je ne souhaite pas, car je tiens à la vie, je mourrai AUTREMENT après ce que je viens d'écrire et le travail effectué à deux... Je m'explique.

À raconter et évaluer à votre demande toutes ces morts, celle de Jean, essentielle, celle de Belle, notre chienne, puis celles de mes parents, l'un après l'autre, je l'ai rencontrée, cette mort en série, je l'ai fréquentée, à force nous avons cheminé ensemble. Et passant en sa compagnie de deuil en deuil et d'agonies en obsèques, j'en suis même arrivée, sur votre suggestion, parce que vous ne doutez de rien, à écrire mon crépuscule et ma propre mort par avance !

Car, ce voyage d'outre-tombe, c'est vous qui m'y avez fait plonger, sans cela, je serai restée sur le rivage à seulement me lamenter. Et j'ai plongé en eau profonde, là où on va sans masque, sans palmes, sans bouée, sans gilet de sauvetage, uniquement avec sa propre vérité et sans tricher. Je me suis parfois débattue, j'ai perdu le souffle, bu la tasse. « Où est Jean ? », vous lanciez les pistes à suivre et il fallait les suivre et m'en arranger. « Où est Jean ? »,

Docteur, que me demandiez-vous là ? Et déjà, j'étais en larmes, le mouchoir à la main. Ça m'affolait, me liquéfiait, me tuait. Évaluer, toujours évaluer, étais-je un comptable ou une balance pour peser ainsi mon chagrin à un gramme près ? Mais vous teniez bon : « Allez plus profond que les sentiments pour sonder les pertes que vous avez vécues dans la Mort, insistiez-vous, et ainsi, vous comblerez les espaces vides et pourrez concevoir un avenir. »

Je vous écoutais et je replongeais avec les yeux de la foi, passant du froid au chaud, des pertes subies au positif acquis. Puis, vous m'avez fait vieillir par anticipation et même mourir et, tant que nous y étions, envisager l'au-delà. J'en viens à votre question et j'y réponds.

Oui, ce travail, Docteur, a été thérapeutique et voici l'inventaire, le sondage, l'évaluation. D'abord, il y a la joie de créer. Et l'écriture que je pratique depuis quasiment toujours est ma seconde nature et la voie privilégiée de la création. Mais cette fois-ci ce projet m'a fait innover, écrire à deux, moi la patiente, vous, le médecin... toute une aventure, un défi à relever, une terre vierge à explorer. Puis le thème, le sujet de ce texte binaire, vous me l'avez prescrit comme une ordonnance. Il s'agissait pour vous de traiter mon deuil, ces deuils en série, cette série noire et ces malheurs conjugués appelaient une médication adaptée. Après des entretiens répétés et un accompagnement durable dans une relation profonde, vous avez frappé un grand coup. Ce fut ce projet sur ordonnance, avec l'écriture en support, et la mort en sujet. Or la mort et moi, justement, avons toujours été à couteaux tirés, avant même qu'elle ne me frappe dans mes proches. La finitude et moi n'allons pas ensemble, j'aime ce qui dure, les amitiés fidèles, les amours éternelles et la constance en toute chose. C'est dire si j'ai des comptes à régler avec cette faucheuse qui bouche les artères quand sonne son heure. Ah ! vous savez, Docteur, le mal qu'elle m'a fait ! Eh bien ! cette écriture sur ordonnance va me faire naviguer avec mon ennemie, toucher avec elle le fond, exorciser mes allergies et voir les choses autrement. AUTREMENT, c'est là le mot-clef.

Désormais, je vois la mort différemment. Je ne l'aime pas davantage, la vie est un bien et j'y tiens, mais je l'accepte, cette mort, comme l'autre versant de l'existence, le côté ombre par où l'on passe forcément après s'être longuement exposé au soleil. Mon chagrin reste entier, je pleurerai encore, Jean et moi nous ne vieillirons pas ensemble et il me manque partout. Pourtant, en refaisant surface, j'émerge dans une certaine paix. Il y a même plus que cela. Incorporer la finitude à notre nature, c'est une chose, en sortir non pas au ras du sol, mais par le haut, grâce à la composante spirituelle de notre humanité, en est une autre. Et que serait ma foi en Dieu si elle ne me portait pas vers lui et à travers la mort, voie obligée du passage, péage à honorer pour s'approcher de l'Éternel ? Voyez-vous, Docteur, quelle idée se fait-on de Dieu, cela seul compte. Mon idée est qu'il est mon Père du ciel et que je suis son enfant, son Fils est venu sur terre pour nous le dire et nous a laissé son Esprit. Les églises ont leurs chapelles, les religions leurs rites, les fidèles leurs communautés et les incroyants leurs causes. Il n'y a qu'un seul père et Il nous aime tous. Aimons notre prochain et Dieu nous soit en aide !

Si le temps de Jean est passé, je le laisse en paix là où il est, c'est-à-dire là-haut… et aussi au fond de mon cœur.

Ma dernière pensée pour clore ce travail sera pour les endeuillés, mes frères et sœurs, ces chiffres impairs qui ont perdu comme moi leur répondant. Aucun deuil ne se ressemble et chacun le vit à sa manière et dans son contexte.

Dans ce concert d'endeuillés où la mort joue les solistes, cette écriture accompagnée d'outre-tombe et le mieux ressenti me font vivre mon deuil autrement. Je reste vulnérable et la paix acquise va se gagner chaque jour. Tous ces endeuillés connus ou inconnus, je les serre dans mes bras, ils me sont chers et je comprends ce qu'ils vivent. Et si ce texte à deux voix peut les aider, si peu que ce soit, et si les soignants et accompagnants s'en trouvent fortifiés dans leur tâche, j'en serais heureuse.

Du même auteur :

Docteur Jacques JAUME avec Nathalie RIVIÈRE :

- *L'initiation par la lumière*, Éditions Abatos, 2014
- *À la rencontre de la douleur*, Éditions Abatos, 2014
- *À la rencontre de la souffrance*, Éditions Abatos, 2014
- *L'hypnose, le meurtre de la rue Cuvier — Du magnétisme animal à l'hypnose*, Éditions Abatos, 2014
- *L'étrange combustion de Tristan Thibaud — Les combustions humaines spontanées*, Éditions Abatos, 2015
- *Le templier de Saint-Gilles — Le secret des templiers*, Éditions Abatos, 2015
- *Le mystère du livre qui tue*, Éditions Spinelle, 2023
- *Ces deuils dont on ne parle pas : les deuils anténataux*, Éditions L'Harmattan, 2023

Nathalie RIVIÈRE, auteur de :

- *Marguerite chez les mutants* — Éditions La Pensée Universelle, Paris, 1978

Docteur Jacques JAUME, auteur de :

- *Sentir son vécu — L'harmonie par les parfums*, Éditions Accarias l'Originel, 1998
- Collaboration à *Médecine et religions. L'accompagnement médical dans le respect des*

croyances de chacun, sous la direction de Maurice Crouzet, Éditions Siloë, 1998

- *Les pouvoirs insoupçonnés du corps — La révélation du corps glorieux*, Éditions Dervy, 2002
- *L'algologie — La médecine qui soigne la douleur*, Éditions Dervy, 2003
- *Le syndrome des jambes sans repos — Une approche de la pénibilité*, Éditions Jouvence 2004
- *Trattato pratico di algologia - Un approccio completo e aggiornato alle terapie contro il dolore, Edizioni* Red !, Milan, 2006
- *Les tics : s'en libérer*, Éditions Jouvence, 2006
- *Le feu secret, de la combustion humaine spontanée au miracle de l'incendium amoris*, Éditions François Xavier de Guibert, 2006
- *Vivre l'après*, Éditions Dervy, 2007
- *Douleurs, Souffrances et violence au cours des initiations*, Éditions Abatos, 2013
- *Du magnétisme animal à l'hypnose* Éditions Abatos, 2014
- *Elearning Douleur*, plateforme elearning Tamari 06, 2015
- *La Douleur* — Collection : Éthique et pratique médicale — Éditions L'Harmattan, 2022

<u>Participation à des publications collectives :</u>

- Contribution à l'élaboration du *Rapport d'information sur les problèmes posés, en France, par le Traitement de la douleur* présenté par le sénateur Lucien Neuwirth le 14 décembre 1994
- *Modalités de prise en charge de l'adulte nécessitant des soins palliatifs* sous l'égide de l'Agence Nationale d'Accréditation et d'Évaluation en Santé (ANAES), décembre 2002

- *Le thesaurus Cercle d'Ajustement des Pratiques Professionnelles Douleur-Enfant*, édité par l'association Vigilance Douleur enfant avec le parrainage de l'Association française de Pédiatrie Ambulatoire et de la Société Française de Pédiatrie — Éditeur exécutif : Éditions Acalis, 2004
- *La prescription des anxiolytiques et des hypnotiques* en partenariat avec l'Assurance maladie, la Mutuelle Sociale Agricole, l'Assurance maladie des Professions Indépendantes, 2005
- *L'éducation thérapeutique du patient, approche juridique*, avec le Professeur François Vialla, directeur du Centre Européen d'Études et de Recherche Droit et Santé, Faculté de droit de Montpellier, 2010
- Actes du XXV congrès national AFPEN-Montpellier 2017 Association française des psychologues de l'éducation nationale : *De l'enfant pensé... à l'enfant pensant...*
  Accompagnement de l'enfant en phase de scolarisation par le médecin.

Site internet d'auteur : https://docteur-jacques-jaume.fr/

Structures éditoriales du groupe L'Harmattan

L'Harmattan Italie
Via degli Artisti, 15
10124 Torino
harmattan.italia@gmail.com

L'Harmattan Hongrie
Kossuth l. u. 14-16.
1053 Budapest
harmattan@harmattan.hu

L'Harmattan Sénégal
10 VDN en face Mermoz
BP 45034 Dakar-Fann
senharmattan@gmail.com

L'Harmattan Cameroun
TSINGA/FECAFOOT
BP 11486 Yaoundé
inkoukam@gmail.com

L'Harmattan Burkina Faso
Achille Somé – tengnule@hotmail.fr

L'Harmattan Guinée
Almamya, rue KA 028 OKB Agency
BP 3470 Conakry
harmattanguinee@yahoo.fr

L'Harmattan RDC
185, avenue Nyangwe
Commune de Lingwala – Kinshasa
matangilamusadila@yahoo.fr

L'Harmattan Congo
219, avenue Nelson Mandela
BP 2874 Brazzaville
harmattan.congo@yahoo.fr

L'Harmattan Mali
ACI 2000 - Immeuble Mgr Jean Marie Cisse
Bureau 10
BP 145 Bamako-Mali
mali@harmattan.fr

L'Harmattan Togo
Djidjole – Lomé
Maison Amela
face EPP BATOME
ddamela@aol.com

L'Harmattan Côte d'Ivoire
Résidence Karl – Cité des Arts
Abidjan-Cocody
03 BP 1588 Abidjan
espace_harmattan.ci@hotmail.fr

Nos librairies en France

Librairie internationale
16, rue des Écoles
75005 Paris
librairie.internationale@harmattan.fr
01 40 46 79 11
www.librairieharmattan.com

Librairie des savoirs
21, rue des Écoles
75005 Paris
librairie.sh@harmattan.fr
01 46 34 13 71
www.librairieharmattansh.com

Librairie Le Lucernaire
53, rue Notre-Dame-des-Champs
75006 Paris
librairie@lucernaire.fr
01 42 22 67 13

www.ingramcontent.com/pod-product-compliance
Lightning Source LLC
LaVergne TN
LVHW010023081026
849535LV00016B/3112